医技科室管理规范与操作常规系列丛书

手术室管理规范与操作常规

主　编　李　敏

副主编　宋　军　张建华

编　者（按姓氏笔画排序）：

王　莹　王　颖　冯永莉　史　亮

孙　丽　吴晓杰　张　彤　张同声

李　强　李洪强　邵　彦　崔　岚

黄　洁　蒋　晶　韩玮玮

U0224330

 中国协和医科大学出版社

图书在版编目（CIP）数据

手术室管理规范与操作常规 / 李敏主编. —北京：中国协和医科大学出版社，2018.1（2025.3重印）.

（医技科室管理规范与操作常规系列丛书）

ISBN 978-7-5679-0789-8

Ⅰ. ①手… Ⅱ. ①李… Ⅲ. ①手术室-管理-规范 Ⅳ. ①R612-65

中国版本图书馆 CIP 数据核字（2017）第 152571 号

医技科室管理规范与操作常规系列丛书

手术室管理规范与操作常规

主　　编：李　敏

责任编辑：林　娜　吴桂梅

出版发行：中国协和医科大学出版社
（北京市东城区东单三条9号　邮编100730　电话010-65260431）

网　　址：www. pumcp. com

经　　销：新华书店总店北京发行所

印　　刷：三河市龙大印装有限公司

开　　本：710mm×1000mm　　1/16

印　　张：17

字　　数：270 千字

版　　次：2018年1月第1版

印　　次：2025年3月第4次印刷

定　　价：52.00 元

ISBN 978-7-5679-0789-8/01

前　言

　　手术室是为患者提供手术及抢救的场所，是医院的重要技术部门。随着现代医学的飞速发展，诊疗技术的不断提高，医学模式及护理观念的转变，外科学得到了飞速地发展。与此同时，我们对手术室管理水平和手术室护士的专业技术水平也提出了更高的要求。

　　为了更好地适应新形势下的工作需要，我们从临床实际出发，将手术室多年积累的管理经验和丰富的临床操作加以总结，并结合国内外最新资料，精心编写了《手术室管理规范与操作常规》这本书。

　　本书依据行业标准，立足于临床工作实践，集医院手术室管理规范、基础操作常规的实用性、指导性为一体，系统地介绍了洁净手术部（室）建筑布局与设置、手术室各项管理制度、手术室人员工作职责和质量标准、手术室安全管理规范、手术室基本操作流程、手术供应区基本工作操作流程，重点描述了手术室各项管理规范与工作操作常规。

　　本书立足现实，适用于医院手术室工作的各级人员及临床工作的医护人员参考学习，特别是可作为手术室护理工作的操作规范和标准参考书，也可作为实习护士、进修护士、新护士及基层手术室护理人员的培训教材和专业指导书籍。

　　由于编者水平有限，加之时间仓促，虽然竭尽全力，但书中不妥和疏漏之处在所难免，恳请广大读者批评指正。

编者
2017 年 10 月

目　　录

第一章

洁净手术部（室）建筑布局与设置

第一节　洁净手术部（室）建筑设计要求

洁净手术部（室）的建筑设计不仅要求有宽敞明亮的感觉，更重要的是应该考虑平面设计、系统组成、用材用料、设备配置、辅助工程、功能需求等各方面应符合《医院洁净手术部建筑技术规范 GB50333-2013》的要求。

一、在医院内的位置

洁净手术部（室）应位于医院中环境安静、污染较少的地段或其他人不常活动的区域，通常可设在单独一端或专用一层，尽可能减少尘埃，远离污染源，并与中心重症监护病房（ICU）、血库、病理科、外科等手术科室邻近。手术部（室）不宜设在首层或顶层，并要进行防水、防震、隔音处理。

二、平面设计

手术部（室）的平面设计要求做到分区明确、供应方便、洁污分流、无交叉感染、使用合理。手术间、刷手间及无菌物品存放间等布置在内走廊（洁净处置通道）的周围，手术部（室）内走廊供工作人员、无菌器械及敷料的进出，手术部（室）外围设非洁净处置通道，供手术患者及污染器械、敷料进出。

三、洁净手术室基本装备配置

洁净手术室基本装备是指需在手术室内部进行建筑装配、安装的设施，不包括可移动的或临时用的医疗设备、电脑及与其配套的设备。此外，洁净辅助用房内的装备设施也不在此基本装备之列。基本装备包括可供手术室使用的最基本装备项目和数量，可在此基础上根据使用需要有选择地适当增加，但不属于基本装备之列。每间洁净手术室的基本装备应符合表1-1的要求。

洁净手术室基本装备配置

- 无影灯应根据手术室面积和手术要求进行配置，宜采用多头型。控制面板的位置应在送风面之上，距离送风面不应小于5cm

- 手术台纵向应沿手术室长轴布置，手术台安装基础中心点应为手术室长轴与短轴十字交点

- 手术室计时器宜采用麻醉计时、手术计时和一般时钟计时兼有的计时器。手术室计时器应有时、分、秒的清楚标识，并配置计时控制器，停电时能自动接通自备电池，自备电池供电时间不应少于10小时。计时器宜设在患者不易看到的墙面上方，距地高度2m

- 医用气源装置应分别设置在手术台患者头右侧吊塔和靠近麻醉机的墙面下部，距地高度为1.0～1.2m。麻醉气体排放装置也应设置在手术台患者头侧

- 观片灯联数可按手术室大小类型配置，观片灯应设置在术者对面墙壁上

- 器械柜、药品柜宜嵌入患者足侧墙内方便的位置，麻醉柜应嵌入患者头侧墙内，方便操作的位置

- 输液导轨（或吊钩）应位于手术台上方顶棚，与手术台长边平行，长度应>2.5m，轨道间距为1.2m

- 记录板为暗装翻板，小型记录板长500mm，宽400mm；大型记录板长800mm，宽400mm。记录板打开后距地1100mm，收折起来应和墙面齐平

- 净化空调参数显示调控面板宜设于手术室入口侧墙上

- 如需设冷暖柜，应设在药品室内，冷柜的温度为4℃±2℃，暖柜的温度为50℃±2℃

- 嵌入墙内的设备应与墙面齐平，缝隙涂胶；或其正面四边应做不锈钢翻边

表1-1 洁净手术室基本装备

装备名称	最低装置数量
无影灯	1套/间
手术台	1台/间
计时器	1只/间
医用气源装置	2套/间
麻醉气体排放装置	1套/间
免提对讲电话	1部/间
观片灯（嵌入式）	3联/小型间、4联/中型间、6联/大型间
净化空调参数显示调控面板	1块/间
药品柜（嵌入式）	1个/间
器械柜（嵌入式）	1个/间
麻醉柜（嵌入式）	1个/间
输液导轨或吊钩4个	1套/间
记录板	1块/间

第二节 洁净手术部（室）分区

一、分区

洁净手术部常规分为三个区、四个通道。

三区即限制区（洁净区）、半限制区（准洁净区）和非限制区（非洁净区）。三个区域可以设在同一楼层，限制区和非限制区的中间由半限制区过渡；也可以设在相邻的两个楼层，下面一层为非限制区和半限制区，上面一层为限制区，这样设置可以彻底进行卫生学隔离，但需增加工作人员。三区划分如下：

限制区	包括手术间、刷手间、手术间内走廊、麻醉准备间、无菌物品间、仪器间、药品间等
半限制区	包括器械室、敷料室、手术间外走廊、麻醉后恢复室、洗涤室、消毒室、石膏室等

续　表

非限制区	包括办公室、会议室、实验室、标本室、污物室、资料室、电视教学室、医护休息室、配餐室、卫生间、患者家属等候室等
两通道	即洁、污双通道

二、布局

1. 入口设施

入口设施

- 工作人员入口处应有专人负责管理，严格执行更衣制度
- 更鞋区应在洁污交替地带采用分隔（划线标志）换鞋，或放一长条凳将非限制区和半限制区隔开
- 手术患者入口处采用对接车接送法，内外车不能混用
- 应采用在手术室入口处换车架的方式（交换车），而更理想的方法是采用窗式换车（通过专用窗口，将患者送入手术室内车上）转运的方法

2. 通道流程

洁净手术部（室）必须划分洁、污流向，工作人员、手术患者、手术用物（器械敷料）等进入洁净手术部（室）必须受到严格的管理。根据资料归纳分析，一般洁净手术部（室）的通道流程有如下三种形式：

单通道型	手术部中间是一条洁净通道，两侧布置手术室和辅助用房。无菌物品、患者、工作人员都在一条通道通过，手术后的污物装入污物袋封闭后也通过此通道运出
双通道型	手术部中央为一条洁净通道，所有手术室的前门朝向洁净通道，后门朝向污染通道。医务人员、患者及无菌物品都在洁净通道，手术后的污染物品经污染通道运出。将医务人员、术前患者、洁净物品供应的洁净路线与术后患者、器械、敷料、污物等污染路线严格分开
多通道型	当平面和面积允许时，多通道更利于分区，减少人、物流量和交叉污染

以上各种建筑形式虽有不同，但工作人员进出手术部（室）时均应有单独的进出口，更鞋、更衣、戴口罩、戴帽后进入限制区域。

第三节 洁净手术部（室）空气净化技术

一、基本概念

1. 洁净手术室

采用空气净化技术，把手术环境空气中的微生物粒子及微粒总量降到标准水平的手术室。

2. 洁净手术部

指由洁净手术室、洁净辅助用房和非洁净辅助用房组成的自成体系的功能区域。

3. 空气洁净度

表示空气洁净的程度，以含有的微粒（无生命微粒和有生命微粒）浓度衡量。浓度高则表示洁净度低，浓度低则表示洁净度高。

4. 空气洁净度级别

以数字表示的空气洁净度等级，级别越高，数字越小，则洁净度越高；反之则洁净度越低。

洁净度 5 级	≥0.5μm 的尘粒数 >350 个/m³（0.35 个/L）且 ≤3500 个/m³（3.5 个/L）
洁净度 6 级	≥0.5μm 的尘粒数 >3500 个/m³（3.5 个/L）且 ≤35000 个/m³（35 个/L）
洁净度 7 级	≥0.5μm 的尘粒数 >35000 个/m³（35 个/L）且 ≤350000 个/m³（350 个/L）
洁净度 8 级	≥0.5μm 的尘粒数 >350000 个/m³（350 个/L）且 ≤3500000 个/m³（3500 个/L）
洁净度 8.5 级	≥0.5μm 的尘粒数 >3500000 个/m³（3500 个/L）且 ≤10500000 个/m³（10500 个/L）

5. 浮游法细菌浓度

简称浮游菌浓度。在空气中用浮有菌采样器随机采样，对采样培养得出单位空气体积中菌落数（cfu），代表空气中的浮游菌数（个/m³）。

6. 沉降法细菌浓度

简称沉降菌浓度。将直径为 90mm 的培养皿静置于室内 30 分钟，盖好培养皿后经过培养得出菌落数（cfu），代表空气中可沉降的细菌数（个/皿）。

7. 表面染菌密度

用特定方法擦拭表面并按要求培养后得出的菌落数（cfu/m^2）。

8. 手术区

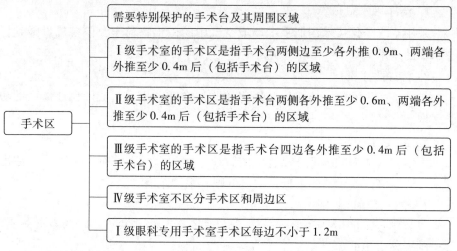

手术区	需要特别保护的手术台及其周围区域
	Ⅰ级手术室的手术区是指手术台两侧边至少各外推 0.9m、两端各外推至少 0.4m 后（包括手术台）的区域
	Ⅱ级手术室的手术区是指手术台两侧各外推至少 0.6m、两端各外推至少 0.4m 后（包括手术台）的区域
	Ⅲ级手术室的手术区是指手术台四边各外推至少 0.4m 后（包括手术台）的区域
	Ⅳ级手术室不区分手术区和周边区
	Ⅰ级眼科专用手术室手术区每边不小于 1.2m

9. 自净时间

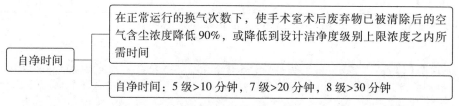

自净时间	在正常运行的换气次数下，使手术室术后废弃物已被清除后的空气含尘浓度降低 90%，或降低到设计洁净度级别上限浓度之内所需时间
	自净时间：5 级>10 分钟，7 级>20 分钟，8 级>30 分钟

10. 负压手术间

设独立空调净化系统，排风入口及室内回风入口安装高效过滤器，室内空气静压低于相邻相通环境空气静压，实施污染手术的区域。

11. 限制区、半限制区、非限制区

限制区	为维持手术区域较高的卫生洁净程度，对人员、物品的进入进行严格限制的区域，包括手术间、刷手间、无菌物品存放间及大型仪器设备间
半限制区	为维持手术区域一定的卫生洁净程度，对人员、物品进行限制的区域，包括术前准备间、器械间、麻醉恢复间
非限制区	一般指无特殊洁净度要求的工作区域，包括办公室、休息区、男女更衣室

12. 洁净室状态

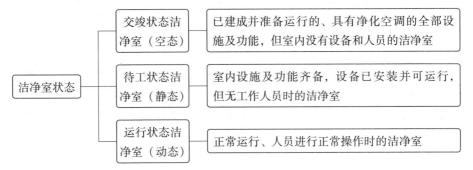

13. 单向流洁净室

由流线平行、方向单一、速度均匀的气流流过房间工作区整个截面的洁净室。气流垂直于地面的为垂直单向流洁净室，气流平行于地面的为水平单向流洁净室。

14. 乱流洁净室

气流不平行、方向不单一、流速不均匀，而且有交叉回旋的气流流过房间工作区整个截面的洁净室，又称非单向流洁净室。

15. 竣工验收

建设方对经过施工方调试使净化空调基本参数达到合格后的洁净手术部的施工、安装质量的检查认可。

16. 综合性能评定

由第三方对已竣工验收的洁净手术部的等级指标和技术指标进行全面检测和评定。

二、综合指标

洁净手术部（室）综合指标见表1-2。

表1-2 4种洁净手术室参数表

	洁净级别	100	1000	10000	100000
含尘量（个/L）	0.3μm	≤10	–	–	–
	0.5μm	≤3.5	≤350	≤350	≤3500
细菌浓度	浮游菌*（个/m³）	≤5	≤75	≤150	≤400
	沉降菌**（个/φ90）	≤1	≤2	≤3	≤10

续　表

洁净级别	100	1000	10000	100000
温度（℃）	22～25	22～25	22～25	22～25
相对湿度（%）	40～60	40～60	35～60	35～60
噪声［dB（A）］	≤52	≤50	≤50	≤50
最低光照度（lx）	≥350	≥350	≥350	≥350
最小静压（Pa）	+8	+8	+5	+5
换气次数（次/h）	－	30～36	18～22	12～15
最小新风量〔m³/（h·人）〕/（次/h）	60/6	60/6	60/4	60/4

注：＊：指经过培养得出的单位体积空气中的菌落数，单位为个/m³；＊＊：指用 φ90mm 培养皿静置于室内 30 分钟，然后培养得出的每个培养皿的菌落数。

三、用房等级标准

　　洁净手术部用房分为四级，并以空气洁净度级别作为必要的保障条件。在空态或静态条件下，细菌浓度和空气洁净度级别都必须符合等级标准。根据《医院洁净手术部建筑技术规范 GB50333-2013》，洁净手术室的等级标准应符合表 1-3 的要求，洁净手术室的分级应符合表 1-4 的要求。

表 1-3　洁净手术室的等级标准

序号	手术室等级	空气洁净度级别	表面最大染菌密度（个/m²）	沉降（浮游）细菌最大平均浓度
Ⅰ	特别洁净	手术区 5 级，周边区 6 级	5	手术区 0.2 个/皿（30min·φ90）（5 个/m³） 周边区 0.4 个/皿（30min·φ90）（10 个/m³）
Ⅱ	标准洁净	手术区 6 级，周边区 7 级	5	手术区 0.75 个/皿（30min·φ90）（25 个/m³） 周边区 1.5 个/皿（30min·φ90）（50 个/m³）
Ⅲ	一般洁净	手术区 7 级，周边区 8 级	5	手术区 2 个/皿（30min·φ90）（75 个/m³） 周边区 4 个/皿（30min·φ90）（150 个/m³）
Ⅳ	准洁净	8.5 级	5	5 个/皿（30min·φ90）（175 个/m³）

注：①浮游法的细菌最大平均浓度采用括号内数值。细菌浓度是直接所测的结果，不是沉降法和浮游法互相换算的结果；②Ⅰ级眼科专用手术室周边区洁净度级别比手术区的可低 2 级。

表 1-4　洁净手术室分级

等级	名称	手术切口类别	参考手术种类
I	特别洁净手术室	I	关节置换手术、器官移植手术及脑外科、心脏外科和眼科等手术中的无菌手术
II	标准洁净手术室	I	胸外科、整形外科、泌尿外科、肝胆胰外科、骨外科和普通外科中的一类切口无菌手术
III	一般洁净手术室	II	普通外科（除去一类切口手术）及妇产科等手术
IV	准洁净手术室	III	肛肠外科及污染类等手术

四、用房技术指标

表 1-5　洁净手术用房主要技术指标

房间名称	最小静压（Pa）		换气次数（次/h）	手术区手术台（或局部百级工作区）工作面高度截面平均风速（m/s）	温度（℃）	相对温度（%）	最小新风量		噪声/dB（A）	最低照度（lx）	自净时间（min）
	对相邻低级别手术部程度	对相邻低级别手术部					(m³/人·h)	(次/时)			
特别洁净手术室、特殊实验室	++	+8	–	0.25~0.30	22~25	40~60	60	6	≤52	≥350	≤15
标准洁净手术室	++	+8	30~36	–	22~25	40~60	60	6	≤50	≥350	≤25
一般洁净手术部	+	+5	18~22	–	22~25	35~60	60	4	≤50	≥350	≤30
准洁净手术部	+	+5	12~15	–	22~25	35~60	60	4	≤50	≥350	≤40
体外循环灌注专用准备室	+	+5	17~20	–	21~27	≤60	–	3	≤60	≥150	–

续　表

房间名称	最小静压（Pa）		换气次数（次/h）	手术区手术台（或局部百级工作区）工作面高度截面平均风速（m/s）	温度（℃）	相对湿度（%）	最小新风量		噪声/dB（A）	最低照度（lx）	自净时间（min）
	程度	对相邻低级别手术部					（m³/人·h）	（次/时）			
无菌敷料、器械、一次性物品存放和精密仪器存放室	+	+5	10~13	－	21~27	≤60	－	3	≤60	≥150	
护士站	+	+5	10~13	－	21~27	≤60	60	3	≤60	≥150	－
准备室（消毒处理）	+	+5	10~13	－	21~27	≤60	30	3	≤60	≥200	－
预麻醉室	－	－8	10~13	－	22~25	30~60	60	4	≤55	≥150	
刷手间	0~+	>0	10~13	－	21~27	≤65		3	≤55	≥150	
洁净走廊	0~+	>0	10~13	－	21~27	≤65		3	≤52	≥150	
更衣室	0~+	－	8~10	－	21~27	30~60		3	≤60	≥200	
恢复室	0	0	8~10	－	22~25	30~60		4	≤50	≥200	
清洁走廊	0~+	0~+5	8~10	－	21~27	≤65		3	≤55	≥150	

注：表中"0~+5"表示该范围内除"0"外任一数字均可。

第四节　洁净手术部（室）规范管理

一、环境管理

1. 健全感染监控领导小组

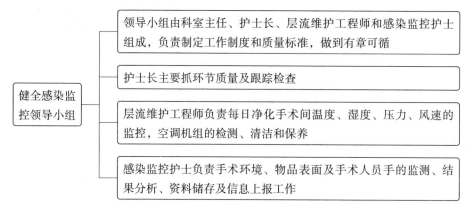

2. 环境要求

洁净手术室内应安静、清洁、恒温，保持适宜的温、湿度。具体要求如下。

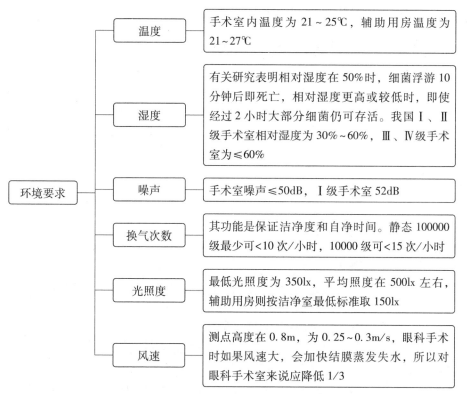

3. 严格区分洁、污流程

严格区分洁、污流程	设立无菌物品通道、工作人员通道、手术患者通道和污物通道
	实行分道通行，互不干扰
	医护人员、患者及运送无菌物品走洁净通道
	手术后器械、敷料、污物等经污物通道通行，以保证洁净手术部空气的洁净度及手术流程的规范

4. 严格控制各类人员进出

严格控制各类人员进出	设专职管理人员控制洁净手术部人员进出
	手术人员按"手术通知单"上的名单核对后入手术室
	专科医师（含进修、实习生）要参观专科手术，应在"手术通知单"上注明参观者的姓名，每台不超过两人
	移植手术、关节置换手术、心脏手术、特殊感染手术禁止参观
	开展新手术或学术交流表演手术可安排在有转播系统的手术间，参观人员在手术观摩厅同步观看
	外来参观手术者，需凭医务科证明，并征得手术部同意后方可参观
	正在施行手术的手术间禁止外来人员参观

5. 严格着装管理要求

严格着装管理要求	按规定穿戴手术部专用衣裤、鞋帽、口罩等
	衣服、裤子每日进行高压灭菌，拖鞋每次清洁消毒，口罩、帽子为一次性使用
	手术患者必须穿干净的病员服，戴一次性隔离帽

6. 严格划分无菌、急诊和感染手术间

严格划分无菌、急诊和感染手术间	手术安排原则为先行无菌手术，再做感染手术
	特殊感染手术必须在感染手术间（负压手术间）进行，感染手术间靠近污物通道，有侧门、缓冲间和双层隔离门，以便于隔离和消毒
	急诊手术间应设在手术部的最外边

7. 严格管制手术间门户

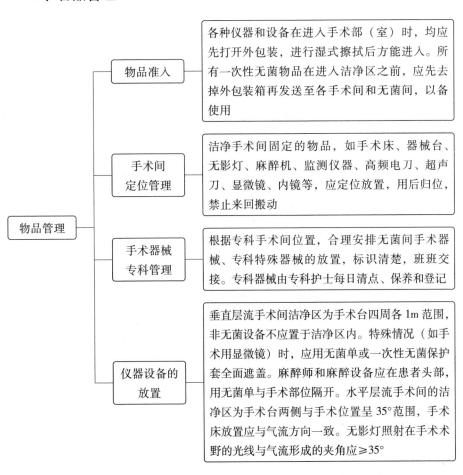

严格管制手术间门户

- 手术过程中保持前门、后门关闭状态，避免频繁开关门空气流动造成污染
- 巡回护士手术中临时需求物品，可电话通知服务人员及时送取
- 应按专科相对固定手术间，所用物品固定基数、定位放置，以减少进出手术间的次数
- 手术者及参观人员进入手术室后，迅速到达指定的手术房间

二、物品管理

物品管理

- 物品准入：各种仪器和设备在进入手术部（室）时，均应先打开外包装，进行湿式擦拭后方能进入。所有一次性无菌物品在进入洁净区之前，应先去掉外包装箱再发送至各手术间和无菌间，以备使用
- 手术间定位管理：洁净手术间固定的物品，如手术床、器械台、无影灯、麻醉机、监测仪器、高频电刀、超声刀、显微镜、内镜等，应定位放置，用后归位，禁止来回搬动
- 手术器械专科管理：根据专科手术间位置，合理安排无菌间手术器械、专科特殊器械的放置，标识清楚，班班交接。专科器械由专科护士每日清点、保养和登记
- 仪器设备的放置：垂直层流手术间洁净区为手术台四周各 1m 范围，非无菌设备不应置于洁净区内。特殊情况（如手术用显微镜）时，应用无菌单或一次性无菌保护套全面遮盖。麻醉师和麻醉设备应在患者头部，用无菌单与手术部位隔开。水平层流手术间的洁净区为手术台两侧与手术位置呈 35° 范围，手术床放置应与气流方向一致。无影灯照射在手术术野的光线与气流形成的夹角应 ≥35°

三、清洁管理

清洁管理 —

- 手术人员严格遵守无菌技术操作规程和手术部（室）的有关规定，手术台上的废弃物（如残余线等）一律不得随意丢弃，应及时收集，手术后布类敷料一律弃入相应的医疗垃圾袋内，尽可能减少地面污染

- 清洁工作应在每日手术后进行，必须采用湿式打扫。连台手术时，对患者体液、血液污染的区域用 1000mg/L 的含氯消毒液擦拭即可

- 清洁工作应在净化空调系统运行中进行。清洁工作完成后，手术时净化空调系统应继续运行，直至恢复规定的洁净度级别，一般不少于该手术间的自净时间（15~40 分钟）

- 清洁工具一般应选用不掉纤维织物的材料制作，采用湿式清洁，为防止交叉感染，不同级别手术部的清洁用具应严格分类，并以颜色标志区分。清洁用具的清洗与消毒处置设施也应分开。垃圾应装入防尘袋后再拿出手术部（室），清洁工具使用后要用消毒液浸泡、拧干、悬挂

- 每台手术后，应对手术台及周边至少 1.0~1.5m 范围的物体表面进行清洁；全天手术后，应对手术间暴露的地面和物体表面进行清洁消毒；每周对手术部进行搬家式大清洁 1 次，对所有物体表面包括吊顶、墙壁、地面等进行擦拭清洁

- 有外包装的物品搬进手术部（室）时，应先在一般环境中拆掉外包装，然后在准洁净室做进一步擦拭消毒后，才能搬入，在洁净系统停止运行期间，禁止把大件物品搬入，一般小件物品搬入前也应擦拭消毒

- 洁净区不得开窗自然通风

四、运行管理

运行管理

- 手术前运行净化空调系统，以达到本手术间净化级别自净时间。手术间采用湿式擦拭

- 净化空调系统运行时保持各门关闭，进出手术间使用自动门。当自动门发生故障时，应随手关门

- 每日对手术部（室）温度、湿度监测三次（8：00、14：00、20：00），每6个月监测一次送风量、气流、噪声和静压差，并保留监测报告

- 空气处理机组：每月检查1次并清扫内部，尤其是对热交换器要用高压水枪清洗

- 新风机组：每日检查一次，保持内部干净。初效过滤网每2周清洗1次，初效过滤器每3~6个月更换；中效过滤器每周检查1次，6~12个月更换；亚高效过滤器1年以上更换；高效过滤器1年检查1次，当阻力超过设计阻力160Pa或已经使用3年以上时，应予以更换

- 排风机组中的中效、高效过滤器，每年更换。如实施特殊感染手术，每做1例手术必须更换，换下的过滤器必须密封运出，焚烧处理

- 回风口过滤器要定期检查，每年更换1次。如实施特殊感染手术，每做1例手术必须更换，密封取出焚烧，并用消毒液擦拭回风口内外表面。若做一般感染手术，每做1例手术必须立即使用消毒液消毒并进行彻底清洗

- 回风口栅栏每日用消毒液清洁表面，每周将过滤网清洗1次

- 吊顶送风天花板应每月检查1次，并清洁内部表面（阻漏式天花板除外）

- 感染手术后严格按照《传染病疫源地消毒卫生标准》进行终末处置

五、安全管理

安全管理

手术室要加强对消防器材和安全设施的使用管理，要指定安全员定期进行巡视检查，始终保持手术室的消防器械、安全门等设施完好无损，安全通道要有醒目的标志，要求工作人员熟悉它们的位置及使用方法。安全门必须保证随时可以开启，安全通道禁止堆放杂物或派作他用

安全员应每月检查 1 次洁净区中的安全防火设施是否完好无损，要求所有工作人员熟悉它们的位置及使用方法。安全门必须保证随时可以开启，安全通道要有醒目标志，不准堆放杂物或另作他用，发现问题及时向上级主管领导报告

安全员每月检查 1 次手术部各区域的防火设施是否完好无过期，发现问题及时报告，每月组织防火应急演练 1 次

手术室发生火灾时，应立即发出警报，停止洁净空调系统运转，切断电源及易燃气体通路，组织灭火及疏散人员

第二章

手术室各项管理制度

第一节　手术室工作制度

一、一般工作及管理制度

一般工作及管理制度

> 凡在手术室工作的人员，必须遵守无菌原则，严格执行无菌操作，进入手术间必须更换衣、裤、鞋、帽及口罩

> 手术室内应清洁整齐、保持肃静、不得大声喧哗，每台手术结束后，常规清扫、消毒手术间，每周彻底清扫回风口过滤网及格栅，保持手术室清洁、无灰尘。手术室每个月对物体表面、医务人员的手及无菌器械、敷料等进行生物监测，每个季度对手术室空气进行生物监测，结果要符合要求并记录存档

> 手术室一切设备、仪器、器械敷料包、手术床、药品等必须定点、定位放置。急救药品、器械等要每日检查并清点保证随时可用，一般药品、器械等，要随时保养并补充基数。剧毒、麻醉药应有明显标志，专人管理

> 手术科室，手术日前一天上午10点以前通过医院OA系统将次日手术通知单上传至手术室，手术排定后一般不得任意增减手术，因故必须更改者提前与护士长联系

> 急诊手术由医师电话通知，同时送急诊手术通知单，以免发生差错。值班人员不得擅自离岗，随时做好迎接手术的准备

续流程

一般工作及
管理制度

- 洁净手术与污染手术应分室进行，原则上先做洁净手术，后做污染手术。为防止发生院内感染，除参加手术人员外，其他人员一律不得进入手术室内，患有上呼吸道感染、面部化脓性病灶者，禁止进入手术室

- 接患者时，要查对科别、床号、姓名、性别、诊断、手术名称、用药等，以免接错患者

- 手术时间为手术开始时间，凡参加手术人员必须在手术前 20~30 分钟到手术室做好准备

- 参加手术人员应严格按外科刷手规则进行刷手，穿无菌手术衣

- 手术中，各级医务人员要严肃、认真、密切配合，不得在手术中议论与手术无关的事，谈论家常、说笑等，要注意保护患者隐私

- 患者在手术结束后，由麻醉医师、护士护送患者至病房，并与病房护士详细交代病情及注意事项

- 手术后对使用过的器械、敷料等，要及时清洁，刷洗和消毒灭菌，然后按原数交供应室，并填写术后器械交接单，特殊感染要特殊处理，必要时暂停手术，全面消毒

- 手术取下的病理标本，严格执行标本查对制度及登记制度，严防标本丢失

- 手术结束后，器械护士要对施行手术作详细登记，护士长按月统计上报病案室

- 手术器械、物品等，不得外借，特殊情况须经医务科批准

- 损坏各种仪器、器械要及时报告护士长，按赔偿制度执行

二、手术室病区管理制度

手术室病区管理制度

手术室人员在麻醉科主任领导下，由护士长负责管理，其他医护人员应积极协助

手术室工作区域划分明确、流程清晰。环境保持安静、严肃，不得大声喧哗、不得谈论与手术无关的事、不得随意进入其他手术间

保持床单位干净、整齐，一人一换，有污迹随时更换。保洁人员认真履行职责；不使用有腐蚀性的消毒液擦拭地面，保护地面

手术间物品摆放整齐规范，定位放置、标识明确，未经护士长同意，不得随意搬动或私自增减。各种仪器、设备管理规范（三证齐全）、设使用及维修保养登记本

保证手术室环境安全，严禁吸烟，严禁携带易燃、易爆等危险品及各种动物入内。每位护理人员了解灭火器和消防栓的放置位置，掌握灭火器和消防栓的使用方法，定期进行演练

凡进入手术室的人员，必须遵守手术室各项规章制度，更换手术专用的衣、帽、口罩、鞋，按规定着装，头发不得外露在手术帽外，鼻不得外露在口罩外。参观手术时，须经医务部、护理部批准，提前联系，原则上每次不超过 3 人。未经允许不得私自携带任何物品进入手术室。工作期间外出，须着外出衣、穿外出鞋

上班时间原则上不会客，不得随意把亲友、孩子带入病区，不许带家属或非工作人员在病区内洗澡、用餐，不准在手术区聊天、打闹、嬉戏、打私人电话、干私活、吃东西、看非医学书报杂志等

耗材库房、物品必须有人值守，请领物品及时登记，做到班班交接。库房管理人员及时补充

医用冰箱不得存放医护人员私人物品和食品

定期征求患者、医师的意见；根据医师、患者反映情况及时质量改进，督促医护人员自觉遵守医院规章制度

三、护士值班管理制度

护士值班
管理制度

- 护士应按照排班表进行值班，不得随意自行换班
- 认真履行工作职责，遵守劳动纪律，坚守工作岗位，不擅自离岗
- 严格执行交接班制度，交班时巡查各通道、门窗和水电，注意治安防火安全，做好钥匙交接，术后注意关闭设备电源及术间电闸
- 每班清点贵重物品和特殊医疗器械并记录签名
- 值班护士认真履行科室管理工作，包括出入室管理、工人管理；严禁室内会客、私自使用电器及占用科室电话闲聊
- 合理安排工作（参考夜班工作职责）、按手术轻重缓急合理调度安排

四、交接班管理制度

交接班
管理制度

- 必须按时交接班，接班者提前 15 分钟到岗，巡视各手术间，检查电源、空调关闭情况，检查门窗及水、电、气源等情况
- 认真交接各种物品并记录
- 手术未完，原则不进行交接，如因特殊情况需进行交接中途换班，交班者与接班者在物品清点单上备注栏内注明交接情况并签字，必须交接以下内容：
  （1）患者病情及手术进行情况
  （2）输血、输液及用药情况
  （3）术中使用纱布、纱布垫及器械数量、名称
  （4）患者所带物品及药品交清借用物品，术毕及时归还
- 贵重器械及耗材与物品管理人员进行交接

五、手术患者交接管理制度

1. 术前交接

术前交接

- 护士根据手术通知单填写《手术患者交接记录单》的眉栏项目，准备转运车或轮椅
- 护士持《手术患者交接记录单》与病房护士进行交接
- 交接内容包括科室、床号、住院号、姓名、性别、年龄、手术名称、手术部位、手术标识、手术知情同意书、患者授权书、输血治疗同意书、手术安全核查表、手术风险评估表、手术患者辨识记录单、术前小结、各项化验单及静脉血栓风险评估，同时检查患者皮肤准备情况及术前医嘱执行情况。患者贵重物品如首饰、项链、手表等不得带入手术室，询问患者过敏史、有无假体植入物等。交接无误后与病房护士共同在《手术患者交接记录单》上签字
- 与病房护士一同协助患者更换手术室转运车或轮椅，注意给患者保温，保证患者安全
- 危重患者与麻醉医生一同交接

2. 术后交接

术后交接

- 充分评估，做好准备，通知家属等候区
- 手术结束后，将患者带入手术室的一切用物送至病房，并做好交班
- 手术后患者，由麻醉医师、巡回护士送回病房；对全身麻醉（全麻）术后未清醒，重大手术后呼吸、循环功能不稳定，危重体弱、高龄、婴幼儿患者实施大手术，以及其他需要监护的特殊监护患者，术后均送至麻醉复苏室或 ICU 病房。
- 注意患者保暖及安全固定
- 护送患者途中严密观察患者生命体征
- 依照《手术患者交接记录单》和《护理记录单》逐项认真交接：出入量、引流管、病历、影像学资料、衣物、血制品及用后的血袋等，血袋要标明输入后时间
- 交接正输入的液体，共同查看皮肤及输液部位并签字

六、术前、术后患者访视制度

1. 术前访视

术前访视	术前一日由手术室护士（器械护士或巡回护士）根据手术安排，对手术患者进行术前访视
	访视患者应按《医院手术患者访视单》的内容和程序进行有效沟通，获取患者的有关信息，有特殊需要和情况时应及时向护士长反馈
	根据访视情况，真实、准确、及时地填写访视记录，并由患者（或家属）签字确认
	将填好的访视单按科室规定保存，以便术后随访放入病历
	护士长排班时要保证器械护士和巡回护士中至少有1人明确知道自己次日的手术安排，并能胜任访视工作

2. 术前访视内容

术前访视内容	了解患者一般资料：姓名、性别、年龄、民族、体重、文化程度等，以及现病史、既往史、药物过敏史、手术史、体内有无金属植入物或起搏器等
	了解各项术前准备完成情况，收集患者临床资料，如术前诊断、手术名称、手术部位标识、有无特殊感染；各种检验结果，如备皮、备血、皮试
	到患者床边做自我介绍，介绍手术室环境，告知患者术前及术中需配合的注意事项，做好解释说明及心理护理
	评估患者血管及皮肤情况，了解手术特殊要求
	请将义齿、手表、首饰发卡摘下，不要携带物品进手术室
	不要化妆涂口红及指甲油，以免影响观察病情
	术日晨请排空尿、便，身着病号服卧床静候
	是否发热或来月经，做好访视记录

3. 术后支持服务

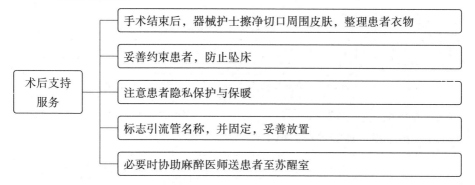

术后支持服务
- 手术结束后，器械护士擦净切口周围皮肤，整理患者衣物
- 妥善约束患者，防止坠床
- 注意患者隐私保护与保暖
- 标志引流管名称，并固定，妥善放置
- 必要时协助麻醉医师送患者至苏醒室

七、手术室抢救工作制度

抢救工作迅速、及时、有效，是医疗护理工作中一项很重要的任务。必须加强抢救工作的科学管理，认真执行规章制度，为患者的生命赢得抢救时机。

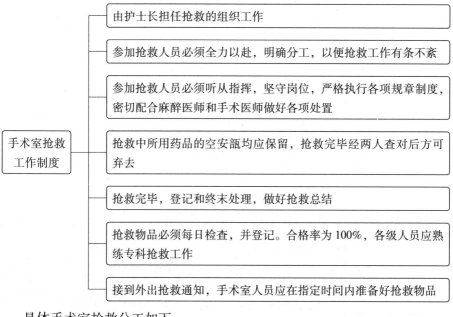

手术室抢救工作制度
- 由护士长担任抢救的组织工作
- 参加抢救人员必须全力以赴，明确分工，以便抢救工作有条不紊
- 参加抢救人员必须听从指挥，坚守岗位，严格执行各项规章制度，密切配合麻醉医师和手术医师做好各项处置
- 抢救中所用药品的空安瓿均应保留，抢救完毕经两人查对后方可弃去
- 抢救完毕，登记和终末处理，做好抢救总结
- 抢救物品必须每日检查，并登记。合格率为100%，各级人员应熟练专科抢救工作
- 接到外出抢救通知，手术室人员应在指定时间内准备好抢救物品

具体手术室抢救分工如下。

1. 配备两位器械护士（主台与副台）

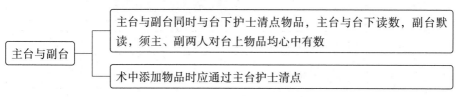

主台与副台
- 主台与副台同时与台下护士清点物品，主台与台下读数，副台默读，须主、副两人对台上物品均心中有数
- 术中添加物品时应通过主台护士清点

续流程

	术中、术后物品清点，应由主台护士与台下护士清点
主台与副台	主台护士应坚持至手术结束
	直至手术完全结束送走患者后，方可清洗器械和倾倒纱布桶

2. 配备两位巡回护士

（1）护士甲：通知单排名第 1 位。

	负责术前的手术间准备，抢救物品及各种设备的性能完好
	负责术前、术中、术后物品的清点
	负责整个手术过程中物品供应、添加工作，并登记
	密切观察整个手术进展情况以备手术所需
护士甲	密切观察整个手术进展情况及时与护士长联系（如增加台上护士或增加台下护士）
	有统筹指挥和抢救的思想意识，及时合理安排其他抢救人员工作
	甲护士应不离开手术间
	负责切口的固定与血迹的擦洗

（2）护士乙：通知单排名第 2 位。

	负责手术前访视和术晨的心理护理，对个别患者可同护士甲参加术前讨论
	术晨接患者，病情交接，物品的交接
护士乙	负责静脉通路、输液、输血、导尿、引流管、胃管的通畅等病情交接
	负责取血，联系家属送病理及培养，联系会诊
	负责抢救总结，术中药物的管理
	送患者并进行病情、皮肤、物品的交班

（3）注意事项

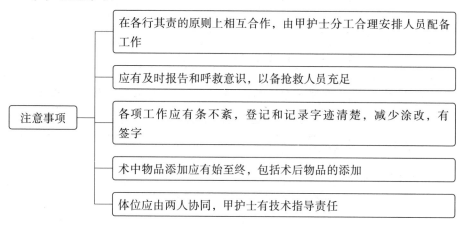

注意事项
- 在各行其责的原则上相互合作，由甲护士分工合理安排人员配备工作
- 应有及时报告和呼救意识，以备抢救人员充足
- 各项工作应有条不紊，登记和记录字迹清楚，减少涂改，有签字
- 术中物品添加应有始至终，包括术后物品的添加
- 体位应由两人协同，甲护士有技术指导责任

（4）收费应术后两人共同协商补充。

（5）手术间两人共同整理（术后）。

（6）在其中1人不在时，另1人应承担其工作（甲护士应减少出手术间）。

3. 配备3位巡回护士

（1）护士甲：通知单排名第1位。

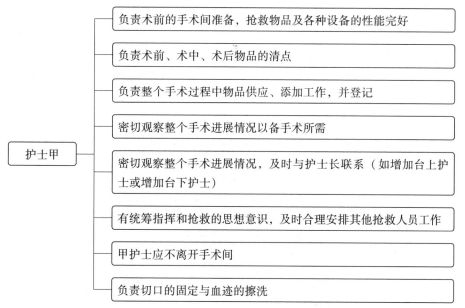

护士甲
- 负责术前的手术间准备，抢救物品及各种设备的性能完好
- 负责术前、术中、术后物品的清点
- 负责整个手术过程中物品供应、添加工作，并登记
- 密切观察整个手术进展情况以备手术所需
- 密切观察整个手术进展情况，及时与护士长联系（如增加台上护士或增加台下护士）
- 有统筹指挥和抢救的思想意识，及时合理安排其他抢救人员工作
- 甲护士应不离开手术间
- 负责切口的固定与血迹的擦洗

（2）护士乙：通知单排名第2位。

护士乙 ──┬── 负责手术前访视和术晨的心理护理，对个别患者可同甲护士参加术前讨论

　　　　├── 术晨接患者，病情交接，物品交接

　　　　├── 负责静脉通路、输液、输血、导尿、引流管、胃管的通畅等，病情交接

　　　　└── 送患者并进行病情、皮肤、物品的交班

（3）护士丙

护士丙 ──┬── 负责取血，联系家属送病理及培养，联系会诊

　　　　└── 听从甲护士的指令，负责联系工作（护士长和总责），配合工作（外勤工作）

（4）注意事项

注意事项 ──┬── 甲、乙护士应减少出手术间，由外勤负责联系工作

　　　　├── 甲为主导，乙为辅助，丙为外勤，听从甲、乙指令

　　　　├── 3 人应有配合精神，相互默契

　　　　└── 其他同 2 人抢救方案

4. 配备 5 位以上护士

（1）护士甲：通知单排名第 1 位。

护士甲 ──┬── 负责术前的手术间准备，抢救物品及各种设备的性能完好

　　　　├── 负责术前、术中、术后物品的清点

　　　　├── 负责整个手术过程中物品供应、添加工作，并登记

　　　　├── 密切观察整个手术进展情况以备手术所需

　　　　├── 密切观察整个手术进展情况，及时与护士长联系（如增加台上护士或增加台下护士）

　　　　└── 有统筹指挥和抢救的思想意识，及时合理安排其他抢救人员工作

续流程

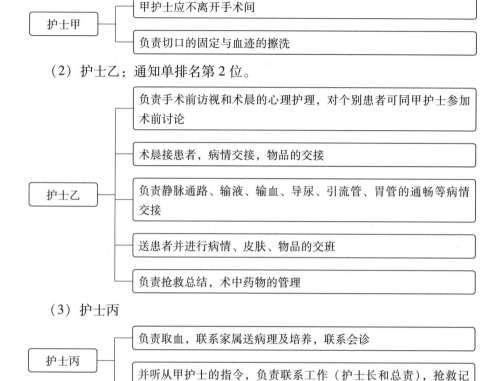

护士甲
- 甲护士应不离开手术间
- 负责切口的固定与血迹的擦洗

（2）护士乙：通知单排名第2位。

护士乙
- 负责手术前访视和术晨的心理护理，对个别患者可同甲护士参加术前讨论
- 术晨接患者，病情交接，物品的交接
- 负责静脉通路、输液、输血、导尿、引流管、胃管的通畅等病情交接
- 送患者并进行病情、皮肤、物品的交班
- 负责抢救总结，术中药物的管理

（3）护士丙

护士丙
- 负责取血，联系家属送病理及培养，联系会诊
- 并听从甲护士的指令，负责联系工作（护士长和总责），抢救记录和配合工作（外勤工作）

（4）护士丁（一般为总责或护士长）

护士丁
- 负责统筹安排抢救工作
- 一般由总责护士和护士长担任（或高年资、有经验的护士）
- 合理配备人员，总揽大局，处理疑难

（5）护士戊：外勤

八、危重患者抢救护理制度

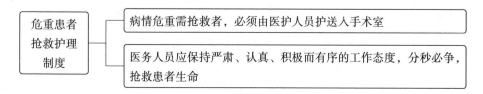

危重患者抢救护理制度
- 病情危重需抢救者，必须由医护人员护送入手术室
- 医务人员应保持严肃、认真、积极而有序的工作态度，分秒必争，抢救患者生命

续流程

手术室护士与护送人员认真做好交接班，包括药品、输血输液、引流管、止血带等

一切抢救物品、器材必须完备，专人管理，定位放置，定量储存，每日检查，班班交班，急救器材不准挪动及外借。使用过的急救器械，日间由器械管理护士负责补充（节假日除外），晚间由夜班护士负责补充

当患者出现生命危险时，应积极主动配合麻醉医师和手术医师进行抢救、输液、输血、给药等，并做好相应的记录，如出现人员不足，应及时向值班护士长或主班护士报告进行调配

危重患者抢救护理制度

及时、正确执行医嘱。医师下达口头医嘱时，护士应当复述一遍，在执行时两人核对，抢救结束后，所用药品的安瓿必须暂时保留，经两人核对记录后方弃去，事后应准确记录（提醒医师立即据实补记医嘱）

应详细记录病情变化、抢救经过，因抢救患者未能及时书写病历的，抢救结束后及时补记

做好记录及药品、器械的清理消毒工作，及时补充抢救物品，并使抢救仪器处于备用状态

严格执行两人核对制度

接获的口头或电话通知的"危急值"或其他重要的检验（包括医技科室其他检查）结果时，接获者必须规范、完整重复检验结果，并及时将报告单提供医师使用

九、手术室急诊手术管理制度

手术室急诊手术管理制度

明确急诊值班人员、工作职责、急诊联络方式和应急处理原则

接到急诊电话或通知单，询问医师患者情况，检查、化验是否齐全，术前准备是否到位及接患者时间；及时通知麻醉科值班医师，并告知护士长

续流程

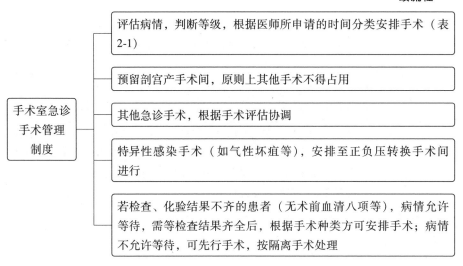

手术室急诊手术管理制度	评估病情，判断等级，根据医师所申请的时间分类安排手术（表2-1）
	预留剖宫产手术间，原则上其他手术不得占用
	其他急诊手术，根据手术评估协调
	特异性感染手术（如气性坏疽等），安排至正负压转换手术间进行
	若检查、化验结果不齐的患者（无术前血清八项等），病情允许等待，需等检查结果齐全后，根据手术种类方可安排手术；病情不允许等待，可先行手术，按隔离手术处理

表2-1　病情评估等级

等级	病情评估
绿色通道	随时可能出现危险，危及生命，立即安排手术间，准备物品。巡回护士要与麻醉医师共同到手术室门口接患者
红色	病情危重，可能出现危险，15~30分钟安排手术
黄色	病情变化快，2小时内安排手术
绿色	病情相对平稳，尽早安排手术

十、手术部位标识管理制度

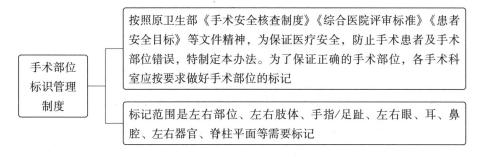

| 手术部位标识管理制度 | 按照原卫生部《手术安全核查制度》《综合医院评审标准》《患者安全目标》等文件精神，为保证医疗安全，防止手术患者及手术部位错误，特制定本办法。为了保证正确的手术部位，各手术科室应按要求做好手术部位的标记 |
| | 标记范围是左右部位、左右肢体、手指/足趾、左右眼、耳、鼻腔、左右器官、脊柱平面等需要标记 |

续流程

手术部位标识管理制度	由术者、第一助手或经治医师在术前 1 天进行标识。标识过程应有责任护士、患者及家属共同参与。急诊手术酌情由接诊医生或会诊外科医生进行标识
	部位标记使用不褪色记号笔，要求手术铺巾后标记仍清晰可见
	一个切口时，在患者切口位置标直线；多个切口时，在患者切口位置标直线，并在直线一端使用 2 位数字表明切口总数和切口顺序（例如："3.2"表示共三个切口，标记处为第二个切口）；腔镜手术，在切口位置画"+"
	如患者手术部位已有纱布、石膏等包扎物时，应统一标识在包扎物上方
	未行术前手术部位标识，或标记不清，视为术前准备不充分，不得接患者进入手术室（急诊除外）
	经管主治医师标记手术部位，患者和家属参与核对，病区护士检查，医疗组成员核对，手术室护士、手术医师、麻醉医师在手术过程中的各个环节核对
	麻醉前严格执行"手术安全核查制度"，术前做手术标识医师必须参与核查

十一、手术室护理文件管理制度

手术室护理文件管理制度	手术护理记录的手术名称应与医师的手术记录一致，手术开始时间及结束时间、出入量必须与麻醉记录单一致
	手术物品清点单不得涂改，记录要完整（空格画斜杠）
	术前查看患者皮肤情况，并记录在《手术患者交接记录单》上。术后如有异常，填写压疮评估表，上交护士长并由护士长上报护理部
	每月抽查护理记录 20 份

十二、手术室请假管理制度

手术室请假管理制度

- 临时请假，要征得护士长同意
- 非急诊看病取药不得在班内进行，有事外出应向护士长请假
- 休假应提前与护士长联系，坚持个人需要与科室允许相结合的原则，申请后由科室领导批准方可休假
- 不得自行换班，确有需要，应提前（最迟应于前一天上午排班前）向护士长提出申请
- 因个人原因未办妥请假手续而自行休假、无故超假或无故不上班者一律按旷工处理
- 请病假应出具病假单，电话请假无效
- 寒暑假、产假、人工流产假、婚假、丧假等休假制度，按照医院相关规定执行

十三、手术室植入物管理制度

手术室植入物管理制度

- 所有植入物均须在设备科备案，经设备科审核批准后，再经维护收费编码后，方可使用
- 须用植入物的手术，主管医师须在前1天通知供应商送器械。供应商送的植入物器械须经设备科检查、校对并签收后，方可送入手术室
- 手术室器械管理护士接受植入物器械时要将器械的份数、用于手术名称、主管医师姓名、厂家名称登记清楚
- 植入物相关器械必须重新清洗方可打包，消毒灭菌，填写《厂家器械接收登记表》并交给手术室器械护士管理
- 每1台植入物器械须经供应室做生物监测合格后方可送回手术室使用

续流程

手术室植入物管理制度	每台手术使用的植入物，巡回护士要填写《高值手术耗材使用情况登记表》，并由术者核对并签字
	巡回护士收费确认后将《高值手术耗材使用情况登记表》送回设备科，以便厂家送发票时校对项目、价格

十四、择期手术预约制度

手术室的资源使用影响着医院的经济和社会效益。因此，应保证通畅、有序的手术预约管理制度，便于手术的顺利开展，手术资源的合理使用。

择期手术的预约形式有两种：联网预约、手术通知单预约。

择期手术预约制度	手术科室于术前一日上午10点前，将手术通知单有关内容逐项输入所在科室的电脑终端。手术室上午10点后，从电脑上统一提取各科室预约手术资料，并进行手术准备和手术安排。手术科室可从网络上浏览手术安排详情。无联网时可将手术通知单于术前一日上午10点前直接送到手术室
	手术科室应认真、详细填写（输入）手术通知单，并由科主任审签，以确保手术安全
	各手术科室的手术日及手术间相对固定，原则上，各科室按各科固定手术日及手术间安排手术，手术多时安排连台手术
	特殊感染、特殊病情、特殊要求或需特殊器械的手术，应在手术通知单备注栏内注明
	手术室在安排手术时，应尽量满足科室要求，统筹兼顾。临时变更手术时间，必须事先与科室联系
	手术室每日将手术具体安排情况，包括手术间号、患者姓名、性别、住院号、科室、术前诊断、手术名称、手术时间等资料打印成一览表，供手术人员浏览及核对

十五、手术室病理标本管理与交接制度

1. 手术室病理标本管理

手术室病理标本管理
- 取下病理标本，术后由洗手护士交给主管医师，没有洗手护士的由巡回护士保管，术后交给主管医师
- 病房医师自备病理单
- 术中如需送冰冻，手术医师填写病理单，巡回护士核对患者信息无误后送至病理科
- 术中病理报告由病理科医师或专管人员送回或取回，结果以病理报告为准
- 当日下午由主管人员逐个查对病理标本，病理单、病理登记本、病理袋上的标识是否相符，如有异议和主管医师取得联系
- 主管人员核对后在病理登记本上确认并签字及时送至病理科，并和病理科医师核对后在病理本上签字
- 不送病理的标本，专设一容器，由专管人员回收后统一处理，特异性感染的标本，取下后立即送出手术室统一处理

2. 手术室病理标本交接制度

（1）行术中冰冻时病理的交接

行术中冰冻时病理的交接
- 手术医师与器械护士、巡回护士共同核对患者，送检病理标本的部位、名称及个数
- 巡回护士将病理标本放入病理袋内，由手术医师填写病理袋及病理单，注明科室，患者姓名、住院号、部位，手术间，并签名
- 巡回护士将病理标本交家属查看后送至病理科
- 巡回护士接到病理科通知后将术中冰冻结果回报单取回，并送入手术间
- 巡回护士核对好术中冰冻回报单，并让术者亲自过目后，存放病历内保存

（2）器械护士与术者行术后病理的交接

器械护士与术者行术后病理的交接	术中取下的病理标本由器械护士负责保管，病理要分别放置并记录其名称
	手术结束后，器械护士与手术医师核对无误后将病理交与医生，由医生进行病理登记，器械护士核对签字
	登记时注明病理的数目及名称

（3）巡回护士与术者进行病理的交接（用于无器械护士的各科手术）

巡回护士与术者进行病理的交接（用于无器械护士的各科手术）	术中由术者负责保管病理
	术后巡回护士提示术者送术后病理并核对数量及名称
	医师进行登记，巡回护士核对后签字

（4）术者接到病理后送检程序

术者接到病理后送检程序	术者接到护士交给的病理，核对无误后在护理记录单上签字
	将病理与术前就填好的病理单，一起送到病理室
	将病理分类装入病理袋，并逐项填写病理袋上的各项内容
	将病理、病理单一起放在专用柜内并上锁
	术者填写病理登记本并签字
	由手术室专管人员根据病理登记本登记的内容核对当日手术所有病理，无误后送病理科，并双签字

（5）门诊手术病理管理

门诊手术病理管理	手术患者需在门诊交全部病理费用，手术当日入手术室前将收据及病理单交巡回护士
	术中巡回护士与术者共同确认患者姓名、病理部位、数目后放入病理袋中保存
	术后术者再次填写病理单中各项目并确认数目，填写病理登记本
	由病理专送人员送病理科，程序同住院病理标本管理制度

十六、差错事故登记报告制度

```
                    ┌─ 各科室建立差错、事故登记本

                    ├─ 发生差错、事故后，要积极采取补救措施，以减少或消除由于差
                    │  错、事故造成的不良后果

                    ├─ 当事人要立即向护士长汇报，护士长逐级上报发生差错或事故的
                    │  经过、原因、后果，并登记

  差错事故           ├─ 发生严重差错或事故的各种有关记录、检查报告及造成事故
  登记报告           │  的药品、器械等均应妥善保管，不得擅自涂改、销毁，以备
  制度              │  鉴定

                    ├─ 差错、事故发生后，按其性质与情节，分别组织本科室护理人员
                    │  进行讨论，以提高认识，吸取教训，改进工作，并确定事故性质，
                    │  提出处理意见

                    ├─ 发生差错、事故的单位或个人，如不按规定报告，有意隐瞒，事
                    │  后经领导或他人发现，须按情节轻重给予严肃处理

                    └─ 护理部定期组织有关人员分析差错、事故发生的原因，并提出防
                       范措施
```

十七、手术室人员工作联络制度

手术室工作中的应急性，需要工作人员在遇到紧急情况或特殊情况时，立即赶赴科室，增加人力，确保患者安全。各级工作人员联络通畅才能确保信息在第一时间的传达。

```
                    ┌─ 手术室建立科室工作人员的通讯录，并定期修改。手术室登记实
                    │  习学生、进修生等学生的联系方式

  手术室人员         ├─ 手术室内工作人员因工作原因，须在科室内留下两种有效的联系
  工作联络           │  方式
  制度
                    └─ 各类二线人员和机动人员当班时间必须保持通讯通畅
```

续流程

手术室人员工作联络制度
- 工作人员更换号码必须在 24 小时内及时告知科室管理人员
- 值班护士长必须保持通信通畅，更换号码必须在 24 小时内及时汇报护理部和院办
- 重大灾难事件造成通信中断，手术室护士应主动与科室保持联系
- 手术室内联系方式仅用于工作联系，未经本人许可，任何人不得向陌生人透露本室工作人员的联系方式
- 手术室各级各类人员保持通信通畅，因通信不畅造成后果，按医院相关管理制度处理，未造成后果，按科室缺陷管理处理

第二节　手术室查对管理制度

一、手术室患者查对制度

1. 患者查对制度

患者查对制度
- 手术患者必须佩戴手腕带，腕带上的姓名与患者本人陈述要一致
- 手腕带信息应与入院记录单、手术通知单上完全吻合，方可接入手术间
- 无佩戴手腕带或手腕带信息与入院记录单、手术通知单上不吻合的，须与病区进一步沟通
- 小儿、意识不清、语言交流障碍、危急重症患者及无法向医务人员陈述的患者，必须由患者家属或陪同人员陈述患者身份；无名氏患者必须由陪同医护人员陈述患者身份

2. 查对内容及方法

查对内容及方法	患者入室时，查对患者入院记录单的姓名、住院号、科室与手腕带信息是否一致，查对科室、患者姓名、性别、住院号、手术名称、手术部位、手术房号与手术通知单是否相符
	查对医嘱，包括手术知情同意书、患者授权书、输血治疗同意书、手术安全核查表、手术风险评估表、手术患者辨识记录单、术前小结、化验单及静脉血栓风险评估，核实带入物品，如影像资料、药品是否齐全，记录在手术患者交接单上，并与病房护士共同签字
	查对手术时间是否与手术通知单或手术室安排的时间一致（手术台序），如有疑问应及时核实

3. 静脉穿刺前

静脉穿刺前	患者静脉穿刺前，巡回护士再次核对患者身份、手术部位、手术方式、带入的物品、手术时间、麻醉方式，查对术前用药、药物过敏试验结果、病毒标志物筛查结果及血型单，如发现问题应及时告知手术医师，并做好交接班
	手术开始前执行安全核查制度

4. 手术安全核对制度

（1）麻醉实施前

麻醉实施前	由麻醉医师主持，核对内容包括患者身份（姓名、性别、年龄、住院号），手术方式，知情同意情况，手术部位与标识，麻醉设备安全检查，皮肤是否完整，术野皮肤准备，静脉通道建立情况，患者过敏史，抗菌药物皮试结果，术前备血情况，假体，植入物，影像学资料等
	患者自述姓名、性别、年龄、住院科室等内容，必须与患者病历和腕带信息一致
	由麻醉医师、手术医师和巡回护士三方共同核对，并签字确认

（2）手术开始前

由巡回护士主持，核对内容包括患者身份（姓名、性别、年龄）、手术方式、手术部位、有无过敏史，并确认风险预警（预计手术时间、预计失血量、手术关注点、麻醉关注点、物品灭菌、仪器设备、围术期特殊备药、是否需要相关影像学资料）等

手术开始前

手术物品准备情况的核查由巡回护士执行，并向手术医师和麻醉医师报告

由手术医师、麻醉医师和巡回护士三方共同核对，并签字确认

（3）患者离开手术室前：由巡回护士与手术医生、麻醉医生交接，内容包括：患者术后皮肤情况、补液情况、影像资料、术中药品、物品使用情况，其余按《手术安全核查表》执行并签名确认。

二、手术室给药查对制度

遵医嘱用药，严格执行三查八对制度和无菌技术操作原则

确保输液用具安全，保证输液用具在有效期内、包装完整

严格落实输注药物配伍管理制度及程序

药物应用时严格落实签字制度，执行者签名并签执行时间

手术室给药查对制度

根据患者病情、年龄和药物性质，合理调节滴速和输注量，需要控制速度的药物用微泵注射

对易发生过敏的药物或特殊用药应密切观察，如有过敏、中毒反应应立即停药，并报告医师，必要时做好记录、封存及检验

应用输液泵、微量泵或化疗药物时，密切观察用药效果和不良反应，及时处理，确保安全

所有打开的液体或抽好的药液必须要有标记，药液宜现用现配

口头药物医嘱仅在抢救患者时执行，严格落实紧急情况下医嘱执行的规定

三、手术物品清点与管理制度

1. 手术物品清点范围

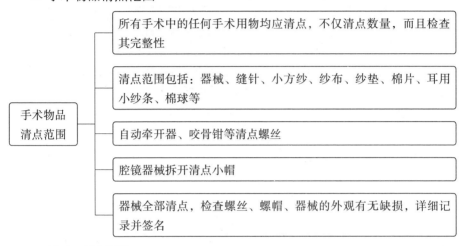

手术物品清点范围

- 所有手术中的任何手术用物均应清点，不仅清点数量，而且检查其完整性
- 清点范围包括：器械、缝针、小方纱、纱布、纱垫、棉片、耳用小纱条、棉球等
- 自动牵开器、咬骨钳等清点螺丝
- 腔镜器械拆开清点小帽
- 器械全部清点，检查螺丝、螺帽、器械的外观有无缺损，详细记录并签名

2. 清点时间范围

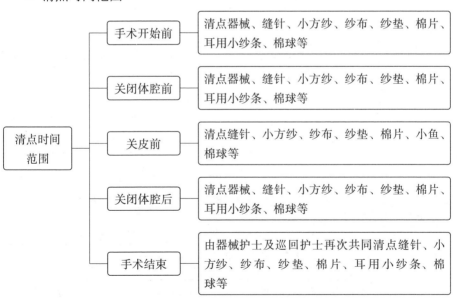

清点时间范围

- 手术开始前：清点器械、缝针、小方纱、纱布、纱垫、棉片、耳用小纱条、棉球等
- 关闭体腔前：清点器械、缝针、小方纱、纱布、纱垫、棉片、耳用小纱条、棉球等
- 关皮前：清点缝针、小方纱、纱布、纱垫、棉片、小鱼、棉球等
- 关闭体腔后：清点器械、缝针、小方纱、纱布、纱垫、棉片、耳用小纱条、棉球等
- 手术结束：由器械护士及巡回护士再次共同清点缝针、小方纱、纱布、纱垫、棉片、耳用小纱条、棉球等

3. 手术开始前

手术开始前

器械护士整理器械台时，应按次序与巡回护士共同清点器械、螺帽、缝针、刀片、纱布、纱垫、纱球、纱条、棉片、电刀头、电刀清洁片、注射器及其针头、束带、皮管、其他特殊耗品等数量，并检查器械的完整性

清点时，器械护士要大声读出所清点物品的名称、数量，唱点两次。巡回护士应复述，在登记本上清点1项登记1项，切勿全部清点完毕后再记录。术中如有增减，由洗手护士与巡回护士共同清点核对，并及时在登记本做好记录

清点全部完毕，巡回护士复述一遍器械，器械护士核对记录的数字准确后，才能使用

凡是带教实习护生、进修生及新护士做器械护士时，必须由带教老师自己清点、核对

进修生及无护士执照的护士单独刷手时，巡回护士负责查对，并负全部责任

4. 术中管理

术中管理

手术开始，在切开皮肤前，要全面清理污物桶或盆，器械护士在丢弃第一块纱布或纱垫时，一定要确认污物桶或盆内已清空，无纱布等物品，以免清点不清

手术台上已清点的纱布、纱垫一律不得剪开使用

包棉片的纱布要加数登记

手术台上用过的纱球、纱条、棉片等小敷料应放置于手术台上，不得投入污物桶或盆内

术中送冰冻不能用纱布等清点的物品

手术开始未清点数字，术中因各种原因扩大手术范围者，要及时清点物品，并按规定清点、核对、登记

术中因手术需要增加任何物品时，器械护士与巡回护士应共同清点、核实、登记

续流程

术中管理

术中纱布要按 5 块或 10 块计数拿到托盘上。剖腹等手术台上保持 2 块纱布使用

器械护士要提醒医师共同记住伤口内放置的纱布、纱垫的数目

手术全程中，器械护士和巡回护士应始终注意观察手术间的情况，清点物品禁止拿出手术间，以保证清点的准确性

不得向地上乱丢纱布、棉垫等。不慎落下时，由巡回护士及时拾起，隔离后置于器械台的下层

术中使用纱布较多时（一般 30 块以上），巡回护士要及时清点，按 10 块 1 束整理好，或用纱布整理袋装好

手术缝合针用后应及时别在针板上，不得随意放置。断针要保持其完整性

掉在地上的缝针，巡回护士要将其用胶布固定在布卡片上

术中使用过的吻合器钉座，必须经主刀医师确认完整无误后方可丢弃

术中巡回护士交班要与器械护士核实增加登记的数字。清点使用的纱布、纱垫、缝针等

中途换人，双方应当面交清器械、敷料等物品，直到台上用物清点无误后方可离开，否则不得交接班

台上用物第 2 次清点无误后才能缝合伤口，第 3 次清点无误，患者方可出室

术中如有数目不清，应及时告知术者，台上台下认真寻找未果时，须经过 X 线或摄片确认无物品遗留体腔后，由当事人（护士）书写经过，并与主刀医师（本院医师）共同签名确认，资料妥善保管，必要时上报医务科备案

四、手术室输血查对制度

手术室输血查对制度

- 麻醉医师开出输血通知单、输血医嘱，巡回护士核对血型、血量、患者姓名、科室、性别、年龄、住院号，无误后上传输血科

- 取血时核对血量与血库的发血量是否一致并签名

- 血液自血库取出后切勿振荡、加温，勿放于低温冰箱或高温的水中，在室温放置时间不宜过长

- 检查血液的采血日期，血袋有无裂痕、外渗，血液外观质量，确认无血块后方可使用

- 输血前由巡回护士与麻醉医师核对入院记录、交叉配血报告单与血型报告单上的患者姓名、性别、年龄、科室、住院号及血型是否相符（两人必须是本院持执业证的医务人员）。再核对血袋标签上编号、血型与交叉配血报告单是否相符，2 人签名方可执行。如有问题应立即电话咨询血库

- 血液进入手术间后巡回护士应立即与麻醉师再次行三查八对，无误后分别在输血登记本上双签字，将血液放置在本手术间内备用

- 根据麻醉医师输血医嘱，巡回护士在输血前再次与患者腕带上标识的血型和血袋上的血型再次核对，无误后方可输入，并通知麻醉医生在麻醉单上记录输血时间

- 输血前后输不同供血者的血液时，需用静脉用生理盐水冲管

- 输血时严格执行无菌操作，防止剪穿或刺穿血袋污染血液

- 完成输血操作后再次核对

- 输血时先慢速输入，观察患者有无输血反应

- 输血完毕，保留血袋，集中后统一送血库处理（至少保存 24 小时）

- 与病房护士进行血液交接时，严格执行交接和查对制度，并做好双签字，同时在护理记录单上记录

手术室输血流程

第一步
- 巡回护士拿病历、麻醉医师拿输血单，二者共同核对
- 病历首页与输血单核对，巡回护士口述患者姓名、住院号（医师复述确认）
- 血型化验单与输血单核对：巡回护士口述患者姓名、住院号、血型、D抗原结果（医师复述确认）

第二步
- 巡回护士拿血袋、麻醉医师拿输血单，二者共同核对
- 查对血袋正面（受血者信息）：巡回护士口述：患者姓名、住院号、血型、D抗原结果（麻醉医师复述确认）
- 查对血袋背面（供血者信息）：巡回护士口述血袋号、血型、供血者的编号、血液种类、剂量、采血日期、有效期（麻醉医师复述确认）
- 共同检查血的质量、包装是否完好：注意做到二人同时查、互查，手要指到位，眼要看到位、口要说到位

第三步
- 核对无误后麻醉医师须在输血登记本上签字
- 输血前：巡回护士拿血袋和病历中的血型化验单与麻醉医生再次核对患者姓名、住院号、血型、D抗原结果。医师复述确认无误后方可输入
- 输血时，输血护士自查姓名、血型
- 输血必须使用输血器，输血前要用生理盐水冲洗管路。严格无菌操作，遵医嘱调节滴速。严密观察有无输血反应
- 输血后：血袋要保留24小时，手术后带回病房与病房护士做好交接。未输入的血要做好登记并与病房护士交班

第三节　手术室安全管理制度

一、医护人员自身防护管理制度

医护人员
自身防护
管理制度

- 器械护士在传递手术刀、缝针等锐器时，应采用无接触技术，避免发生割、刺伤

- 正确安装、拆卸手术刀片，使用过的手术刀片、缝针、注射器针头等废弃锐器应放入锐器收集盒内

- 对已确诊的传染性疾病，术前在手术间门口醒目处挂上标志牌，提示医护人员注意防护。进行手术时，戴双层手套、鞋套、防护眼罩或面罩等

- 使用过的注射器针头，不得回套针帽，以防刺伤。必须回套时，应实施单手法。不可用手直接折断或扭弯针头。操作后，锐器等物品由操作者独立处理，防止伤及他人

- 一旦发生暴露（刺、割伤），应立即处理伤口。挤出血液，用清水或生理盐水反复冲洗，并用75%乙醇消毒，同时按医院报告流程做好相应的诊断、治疗和登记上报工作

- 操作前、后按规定洗手

- 安全、有效地处理污物

- 提倡用简易呼吸囊，尽量避免口对口人工呼吸

- 在接触化学制剂时，应戴好口罩、帽子及防护手套，避免直接接触

- 术中在放射线下操作时，医护人员应佩戴防护用品，如铅衣、铅围脖、铅手套、铅眼镜等。孕期护士不得配合此类手术，其他工作人员尽量减少接触剂量

- 长时间站立时，须穿好弹力袜，防止大隐静脉曲张

二、医疗废物管理制度

1. 遵守卫生部门相关管理制度

严格按照原卫生部《医疗废物管理条例》及有关配套规章、文件的规定，切实做好医疗废物的分类收集和暂时储存等工作，并将医疗废物交社会医疗废物垃圾场集中处置。

2. 包装物

将医疗废物分置于符合《医疗废物专用包装物、容器的标准和警示标志的规定》的包装物或容器内。

3. 医疗废物分类收集

医疗废物分类收集	一般感染性废物，放入黄色垃圾袋中
	一次性塑料医疗废物，放入单独的黄色垃圾袋中
	锐器放入锐器盒中
	感染性废物、病理性废物、损伤性废物、药物性废物及化学性废物不能混合收集。少量的药物性废物可以混入感染性废物，但应当在标签上注明
	废弃的麻醉、精神、放射性、毒性等药品及其相关的废物的管理，依照有关法律、行政法规和国家有关规定、标准执行
	化学性废物中批量的废化学试剂、废消毒剂应当交由专门机构处置
	批量的含有汞的体温计、血压计等医疗器具报废时，应当交由专门机构处置
	医疗废物中病原体的培养基、标本和菌种、毒种保存液等高危险废物，应当首先在产生地点进行压力蒸汽灭菌或化学消毒处理，然后按感染性废物收集处理
	隔离的传染病患者或疑似传染病患者产生的具有传染性的排泄物，应当按照国家规定严格消毒，达到国家规定的排放标准后方可排入污水处理系统

续流程

医疗
废物
分类
收集
- 隔离的传染病患者或疑似传染病患者产生的医疗废物应当使用双层包装袋，并及时密封
- 放入包装袋或容器内的感染性废物、病理性废物、损伤性废物不得取出
- 盛装医疗废物达到包装袋或容器的 3/4 时，应由科室保洁员及时更换，并将装满的垃圾袋封口

4. 回收、运送

回收、运送
- 一般感染性废物及病理性废物由焚烧中心人员回收、运送
- 利器由供应室派专人回收、运送
- 运送人员每日从医疗废物产生地点，将分类包装的医疗废物按照规定的时间和路线运送至内部指定的暂时储存地点
- 运送人员在运送医疗废物前，应当检查包装袋或容器的标志、标签及封口是否符合要求，不得将不符合要求的医疗废物运送至暂时储存地点
- 运送人员在运送医疗废物时，应当防止造成包装袋或容器破损和医疗废物的流失、泄漏和扩散，并防止医疗废物直接接触身体
- 运送医疗废物应当使用防渗漏、防遗撒、无锐利边角、易于装卸和清洁的专用运送工具
- 每次运送工作结束后，应当对运送工具及时进行清洁和消毒
- 科室建立医疗废物交接登记本，登记内容应当包括种类、袋数，登记种类包括一般感染性废物、一次性塑料医疗废物及锐器盒，由运送人员、科室保洁员及护士签名，登记资料至少保存 3 年
- 回收、运送人员必须做好个人防护

三、手术安全核查制度

为保护患者合法权益，实现"患者安全目标"，严格防止手术患者、手术部位及术式发生错误

《手术安全核对表》由手术医师、麻醉医师及巡回护士在麻醉实施前、手术开始前和患者离开手术室前，共同核对并签字。填写完毕后归入病案保存

《手术安全核对表》由麻醉医师主持并填写。无麻醉医师参加的手术由手术医师主持并填写

手术安全核查制度

手术安全核对内容及步骤

麻醉实施前：手术医师、麻醉医师、巡回护士共同一次核对确认。由麻醉医师按《手术安全核对表》中的内容依次提问患者身份（姓名、性别）、手术部位、知情同意、麻醉安全检查、患者过敏史、术前备血等，手术医师逐一回答，同时巡回护士对照病历逐项核对并回答。眉栏由麻醉医师负责填写

手术开始前：三方二次核对确认——手术医师、麻醉医师、巡回护士按上述方式，再次核对患者（姓名、性别）、手术部位、手术方式，并确认风险预警内容

患者离开手术室前：三方三次核对确认——手术医师、麻醉医师、巡回护士按上述方式，共同核对实际手术名称、清点手术用物、确认手术离体组织、检查皮肤完整性、动静脉通路、引流管、患者去向等。患者离手术间前，由手术室巡回护士负责填写确认

3方确认签名后，巡回护士负责将安全核对表随病历带回病房

四、手术器械管理制度

1. 器械管理

器械管理

- 手术室内设置专职或兼职人员负责器械管理工作

- 手术器械由手术室根据手术需求负责申领，专科特殊器械由手术专科提出，在综合手术专科医生和护士意见后申购

- 器械管理建账立册，详细登记器械的入库情况、取用情况。建立手术器械专柜和各专科器械手术管理分册，及时了解专科器械使用情况

- 手术室内使用医院设备部门购进的手术器械，禁止手术医师擅自携带手术器械在手术室使用

- 未进入医院采购流程的器械试用，必须按照医院试用流程办理相关手续。任何人不得擅自试用手术器械

- 手术器械原则上不外借，如需外借，必须持有器械外借申请单获得医院医务部批准，通过科室负责人同意后方可外借，凭借条借出与收回

- 每年一次清理手术室所有器械包账目，建立文档记录

2. 器械使用制度

器械使用制度

- 手术器械根据手术需要配置常规器械包和专科手术器械包。器械包内放置器械清点卡，标明器械包名称、器械种类及数量和消毒指示卡等

- 手术器械包根据手术方式的改变定期进行增减，保证器械充分有效地使用

- 器械使用前检查器械外观是否完整，功能是否正常，并核对器械的数量并填写相关记录

续流程

器械使用制度

- 器械使用过程中，不可用精细器械夹持粗厚物品，注意轻取轻放、不可投掷或相互碰撞，保护器械的尖端和利刃
- 禁止暴力使用器械，避免对器械不可修复的损害，如用持针器拧断钢丝等
- 器械使用后及时擦拭污迹、血迹
- 精细器械与其他器械分别放置，避免受挤压、碰撞
- 定期对器械进行集中保养，保证性能良好，注意精细器械用专业油保养
- 器械使用过程中一旦发生损坏，应及时汇报科室负责人并申请补充，以免影响手术开展
- 器械使用环节注意双人交接，一旦发生遗失，由当事人承担相应的责任

3. 外来器械管理制度

外来器械管理制度

- 外来器械必须经过医院批准及具有设备部门与医院医务部开具的证明，于手术室备案登记
- 外来器械使用前，技术人员对手术医师、护士进行专业培训，以使其熟练掌握器械的操作方法与性能
- 外来器械最好能相对固定在医院。如不能固定在医院，需提前一日到供应消毒中心完成清洗、灭菌
- 手术室接收来自供应消毒中心灭菌后的外来器械
- 紧急使用的外来器械提前通知供应室做好应急准备

4. 器械报废制度

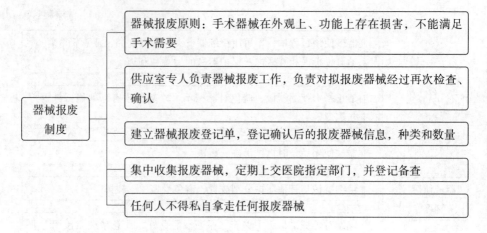

器械报废制度

- 器械报废原则：手术器械在外观上、功能上存在损害，不能满足手术需要
- 供应室专人负责器械报废工作，负责对拟报废器械经过再次检查、确认
- 建立器械报废登记单，登记确认后的报废器械信息，种类和数量
- 集中收集报废器械，定期上交医院指定部门，并登记备查
- 任何人不得私自拿走任何报废器械

五、一次性医疗物品管理制度

随着科学技术突飞猛进的发展，目前临床医疗工作中一次性医用物品已广泛应用。其具有使用方便，减轻医务人员的劳动强度，提高工作效率等优点。加强一次性医用无菌物品的管理和使用是医院感染管理的一项重要内容。

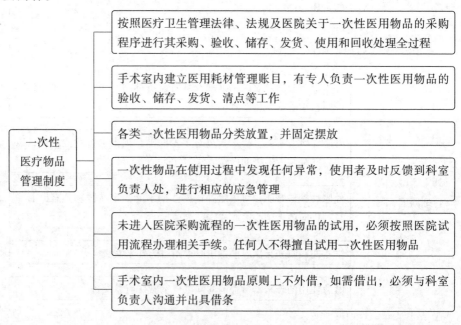

一次性医疗物品管理制度

- 按照医疗卫生管理法律、法规及医院关于一次性医用物品的采购程序进行其采购、验收、储存、发货、使用和回收处理全过程
- 手术室内建立医用耗材管理账目，有专人负责一次性医用物品的验收、储存、发货、清点等工作
- 各类一次性医用物品分类放置，并固定摆放
- 一次性物品在使用过程中发现任何异常，使用者及时反馈到科室负责人处，进行相应的应急管理
- 未进入医院采购流程的一次性医用物品的试用，必须按照医院试用流程办理相关手续。任何人不得擅自试用一次性医用物品
- 手术室内一次性医用物品原则上不外借，如需借出，必须与科室负责人沟通并出具借条

六、手术室医疗仪器设备管理制度

医疗设备的性能和质量的好坏与医院医疗工作的质量、效率和安全息息

相关。维持设备的技术状态稳定，使其能够安全、有效地完成其所承担的医疗任务。

1．入库管理

入库管理

- 手术室内设置专职或兼职人员负责仪器管理工作，建立资产入账登记
- 医疗仪器由仪器使用的专科提出，设备采购部门综合评估后申购
- 设备到货后由医院设备部门与仪器厂家共同验货，并通知手术室负责收货
- 仪器厂家将设备安装调试后，仪器使用专科与手术室共同接受仪器，并粘贴仪器设备固定资产编号
- 手术室内进行管理建账立册，详细登记仪器的入库情况
- 手术室妥善保存新仪器的相关资料，说明书、操作手册、维修手册等

2．入库管理

入库管理

- 新仪器使用前必须进行操作培训，公司技术人员负责培训仪器的性能特点、操作流程及注意事项
- 新仪器设备必须张贴或悬挂清晰明确的操作流程和应急电话
- 医疗仪器设备均建立使用登记本，由使用人员记录运转的情况
- 仪器使用管理做到"四定四防"。"四定"指定人管理、定点存放、定期检查和定期维护；"四防"指防尘、防潮、防蚀和防盗
- 仪器日常使用由手术室专业组护士负责管理，仪器设备使用后仪器处于备用状态
- 医疗仪器原则不外借，如需借出，必须持有仪器外借申请单获得医院医务部批准，通过科室负责人同意后方可外借。凭借条借出与收回
- 不定期开展仪器设备使用培训，保证每个人都能熟悉仪器的使用方法

3. 维护保养

维护保养

- 医疗仪器设备均建立使用维修保养登记本，由使用人员记录维修保养的情况
- 仪器设备的日常维护检查由医院内部技术人员负责
- 仪器设备厂家的工程技术维修人员根据维护约定，定期做维护保养并记录
- 维护保养人员及时反馈仪器设备使用中的注意事项到手术室

4. 报废管理

报废管理

- 医疗仪器报废原则：医疗仪器在功能上存在损害，不能满足手术需要
- 手术室负责人根据医疗仪器的实际状态，填报报废申请，由仪器设备维修部门评估后决定报废
- 仪器设备维修部门通知人员从手术室移走报废仪器，并填写医院仪器报废登记单。手术室内记录相关资料
- 任何人不得私自拿走任何报废仪器设备

七、手术室患者安全体位安置制度

1. 体位摆放的七项原则

体位摆放的七项原则

- 体位固定要牢靠舒适，暴露切口要清楚，便于手术操作
- 保持呼吸道通畅，呼吸运动不受限制。俯卧位时，腹部不可受压，以免影响呼吸与循环
- 手术床铺的中单要求平整、干燥、柔软
- 大血管、神经无挤压，衬垫骨突出处受压部位
- 上臂外展不超过 90°，以防臂丛神经损伤；下肢约束带勿过紧，以防腓神经麻痹
- 四肢如无必要，不可过分牵拉，以防脱位或骨折
- 患者体表不可接触金属，以防烧伤

2. 注意事项

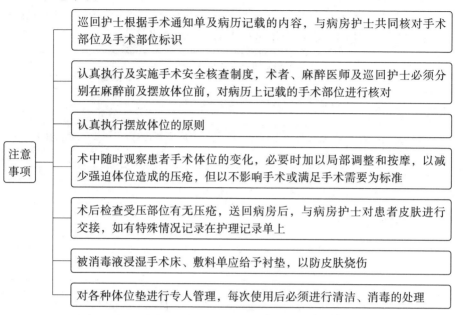

注意事项

- 巡回护士根据手术通知单及病历记载的内容，与病房护士共同核对手术部位及手术部位标识
- 认真执行及实施手术安全核查制度，术者、麻醉医师及巡回护士必须分别在麻醉前及摆放体位前，对病历上记载的手术部位进行核对
- 认真执行摆放体位的原则
- 术中随时观察患者手术体位的变化，必要时加以局部调整和按摩，以减少强迫体位造成的压疮，但以不影响手术或满足手术需要为标准
- 术后检查受压部位有无压疮，送回病房后，与病房护士对患者皮肤进行交接，如有特殊情况记录在护理记录单上
- 被消毒液浸湿手术床、敷料单应给予衬垫，以防皮肤烧伤
- 对各种体位垫进行专人管理，每次使用后必须进行清洁、消毒的处理

八、手术室环境安全管理制度

手术室环境安全主要是指防火、防电器漏电伤害、防燃烧爆炸。

1. 防火

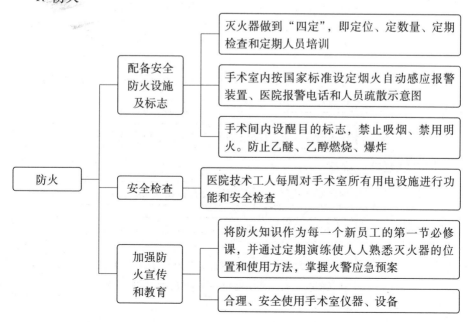

防火

配备安全防火设施及标志
- 灭火器做到"四定"，即定位、定数量、定期检查和定期人员培训
- 手术室内按国家标准设定烟火自动感应报警装置、医院报警电话和人员疏散示意图
- 手术间内设醒目的标志，禁止吸烟、禁用明火。防止乙醚、乙醇燃烧、爆炸

安全检查
- 医院技术工人每周对手术室所有用电设施进行功能和安全检查

加强防火宣传和教育
- 将防火知识作为每一个新员工的第一节必修课，并通过定期演练使人人熟悉灭火器的位置和使用方法，掌握火警应急预案
- 合理、安全使用手术室仪器、设备

2. 防电器漏电伤害

对于手术室越来越多的仪器，手术室护士不仅要学会使用、维护与保养，而且要注意安全使用，防止使用过程中对患者、工作人员的电损伤。

防电器漏电伤害	仪器定期检修，专人管理、维护
	所有仪器应有地线装置，防止漏电
	严格执行操作规程，每台仪器应配备操作程序卡，以指引工作人员操作
	建立仪器使用、维修与保养登记本

3. 防烫伤、烧伤

防烫伤、烧伤	加强教育，规范护理行为。术中使用温水时，温度应适宜，操作要稳，不可过急，以免烫伤患者
	使用热水时，容器放置位置适当，不可直接接触患者身体
	严格执行各项技术操作规程。使用电刀时，负极要平坦地粘贴于患者肌肉丰厚的部位，以免电灼伤
	使用热水袋时，应套上外套，拧紧盖头，保持水温不超过 $50℃$，且不与皮肤直接接触。使用加温设备时，严格执行相应操作规程，若手术时间较长时，应注意观察，随时调节设置的温度
	腔镜手术台上使用热水时，要防止热水溢出，妥善放置导光束，以防烫伤患者
	使用消毒液时，要准确掌握其浓度、适应证及方法

4. 防止燃烧、爆炸

防止燃烧、爆炸	加强安全教育，正确使用和储存易燃易爆物品
	使用电炉、酒精灯等时，应远离氧气、乙醚等物质
	中心供气塔上的氧气不用时应关闭，分离连接管道，以免空气中氧气浓度过高，使用电外科设备时引起燃烧、爆炸

续流程

防止燃烧、爆炸

易燃、易爆物品应单独、稳妥存放，保持通风良好。定期检查，以免溢出造成意外。非工作人员未经批准严禁接触。遇有包装不良、质量异变等情况，应及时进行安全处理

易燃、易爆物品周围严禁吸烟和明火

多功能塔上的氧气装置、氧分压表等设备要定期检查，如有故障，应及时维修。瓶装氧气应远离明火或高热地方存放，其接口不能涂油或用胶布缠绕。使用后，应立即关闭阀门

头颈部手术若用乙醇消毒皮肤，必须待其干燥后才能使用电刀或激光。若术中使用电刀或其他电设备，则应与麻醉医师协商，不可开放性给氧，以免烧伤患者

每月应常规进行安全检查，发现隐患，要及时整改和上报。若发现不安全的紧急情况，则应先停止工作，上报有关部门进行处理

第四节 手术室感染防控管理制度

一、手术室出入管理制度

手术室出入管理制度

非手术人员不得入室

入室必须换鞋、更衣、戴口罩和帽子，着装符合手术室要求

手术医师入室应领取更衣柜钥匙，并做好登记

实习学生、进修医师需根据手术通知单上的姓名才能进入手术室，并只能在指定手术间参观

临时外出者，需穿外出隔离衣，更换外出鞋

离开手术室前，须将口罩、帽、衣裤、鞋套放在指定的位置

续流程

```
┌──────────┐    ┌────────────────────────────────────────────────┐
│ 手术室出入 │────│ 病区医师不得携带或穿着病房的白大衣进入手术室          │
│ 管理制度  │    └────────────────────────────────────────────────┘
└──────────┘    ┌────────────────────────────────────────────────┐
                │ 与手术无关的私人物品不得带入手术间（笔记本电脑、手机、书 │
                │ 本、报纸、杂志等）                                 │
                └────────────────────────────────────────────────┘
```

二、手术室参观管理制度

```
┌──────────┐    ┌────────────────────────────────────────────────┐
│          │────│ 外来参观者，须经医务科批准，并持医务科开具的《外来人员来 │
│          │    │ 院从事医疗活动登记表》方可入室参观                  │
│          │    └────────────────────────────────────────────────┘
│          │    ┌────────────────────────────────────────────────┐
│          │────│ 进修人员、实习、见习生参观手术时，必须在手术通知单上注明 │
│          │    │ 参观人数，一般不超过 4 人（40m² 手术间少于 4 人，60m² 手术 │
│          │    │ 间少于 6 人）                                     │
│          │    └────────────────────────────────────────────────┘
│          │    ┌────────────────────────────────────────────────┐
│          │────│ 带教老师术前必须与手术室联系，并将见习生人数及要参观的手 │
│          │    │ 术名称告知手术室排班护士长，经手术室同意后方可带领见习生 │
│          │    │ 进入手术室                                       │
│          │    └────────────────────────────────────────────────┘
│          │    ┌────────────────────────────────────────────────┐
│          │────│ 参观者按进入手术室要求，更换衣帽，头发不外露，参观手术时 │
│          │    │ 远离无菌区，踩脚凳用完后放还原处                    │
│ 手术室参观 │    └────────────────────────────────────────────────┘
│ 管理制度  │    ┌────────────────────────────────────────────────┐
│          │────│ 非术科的研究生进入手术室采集标本，须与手术医师及手术室联 │
│          │    │ 系，外院研究生还须与医务科联系，征得同意后方可按指定时间 │
│          │    │ 进入手术室                                       │
│          │    └────────────────────────────────────────────────┘
│          │    ┌────────────────────────────────────────────────┐
│          │────│ 参观手术时要遵守手术室各项制度，在指定的手术间内观看，不 │
│          │    │ 得随意走动，未经同意不得拍照，如有违反，手术室护士有权监 │
│          │    │ 督处理                                          │
│          │    └────────────────────────────────────────────────┘
│          │    ┌────────────────────────────────────────────────┐
│          │────│ 急诊和感染手术谢绝参观                            │
│          │    └────────────────────────────────────────────────┘
│          │    ┌────────────────────────────────────────────────┐
│          │────│ 参观人员必须严格遵守手术室各项规章制度及无菌原则，非术科 │
│          │    │ 工作人员不得擅自进入手术室                         │
│          │    └────────────────────────────────────────────────┘
│          │    ┌────────────────────────────────────────────────┐
│          │────│ 参观时如不慎触碰无菌区，要及时告知术者或护士，以便及时处理 │
│          │    └────────────────────────────────────────────────┘
│          │    ┌────────────────────────────────────────────────┐
│          │────│ 参观人员贵重物品，自己妥善保管，进入手术室关闭手机      │
└──────────┘    └────────────────────────────────────────────────┘
```

三、手术室无菌技术管理制度

手术室无菌技术管理制度

- 执行无菌操作应在洁净环境下进行，尽量减少人员流动，不可与整理手术间、打扫房间卫生同时进行

- 严格遵守无菌技术操作规程，无菌操作时衣帽要整洁，穿戴手术室专用衣裤、鞋帽，无菌操作前手卫生并将手擦干、戴口罩

- 无菌物品与非无菌物品应分别放置：无菌物品不可暴露在空气中，必须保存在无菌台（4小时）或容器内，无菌包外需标明物品名称、灭菌日期，按失效期先后顺序摆放。布类无菌包有效期为7天，一次性皱纹纸、一次性纸塑、硬质容器有效期为6个月，过期或受潮应重新灭菌

- 已打开的物品或罐皿类只限于24小时内存放手术间使用，不得再放回无菌敷料室

- 使用无菌持物钳夹取无菌物品

- 进行无菌操作时，未经消毒的手、臂不可接触无菌物品或穿越无菌区，操作者应与无菌区保持一定的距离（20cm以上）。操作时，不得面对无菌区说笑、咳嗽、打喷嚏

- 无菌物品一经使用后，必须再经灭菌处理后方可再用；手术开始后，无菌台上一切物品只能用于此台手术

- 给手术人员擦汗时，请术者将头转向侧方，远离手术野擦拭

- 术中及时擦净器械上的血迹；掉落到手术台平面以下的器械、物品即视为污染

- 手术中如手套破损或触及有菌区，应更换手套。衣袖触及有菌区则更换手术衣

- 接触有腔器官的器械与物品均视为污染，污染与非污染的器械、敷料应分开放置

- 无菌区被浸湿，应加盖4层以上无菌单，切开污染脏器前，用纱垫保护周围组织，以防污染

- 皮肤消毒范围原则以切口为中心向外20cm，消毒顺序以手术切口为中心，由内向外、从上到下，已接触边缘的消毒纱球，不得返回中央区域，若为感染伤口或肛门区消毒，则应由外向内

四、手术室消毒隔离制度

1. 人员管理

人员管理

- 严格控制进入手术区人员,除参加手术的医护、麻醉人员及有关人员外,其他人一概不准入内
- 外出时应更换外出鞋,穿外出衣。手术完毕,衣、裤、口罩、帽子、鞋等须放到指定地点
- 凡进入手术室人员,应按规定更换手术室专用衣、裤、口罩、鞋,并剪短指甲,头发不得外露在手术帽外,鼻不得外露在口罩外。参加手术的人员不得戴手表和戒指等饰品
- 手术医师应认真做好术前准备,不得在术前参加换药。上呼吸道感染,面部、颈部、手部感染者不可进入手术室
- 手术人员交换位置时,应离开手术床背靠背交换
- 观看手术的人员应与手术区保持≥30cm 的距离

2. 分区管理

分区管理

- 明确划分三区:限制区、半限制区、非限制区,严格分区管理
- 先做洁净手术,后做污染手术
- 洁具应分区使用,悬挂放置

3. 手术间管理

手术间管理

- 手术间物品应摆放整齐,保持清洁,无灰尘、无血迹,避免不必要移动,尽量减少人员流动
- 手术间保持清洁整齐,每日术前湿式擦拭表面卫生
- 手术结束用氧化电位水清洁手术间卫生;特殊感染用含氯消毒剂1000mg/L 进行地面及房间物品的擦拭
- 锐器盒使用后保持密闭状态,容量达 2/3 时更换
- 每周清洁回风口过滤网及格栅一次。拖把、抹布分区使用,一用一换,用后消毒液清洗

续流程

手术间管理

> 每周末进行周期卫生。移开手术间内物品，擦拭手术床、无影灯、墙壁、天花板、吊塔、门窗等，每个季度做空气培养

> 隔离手术应在手术通知单上注明，严格执行隔离手术管理制度，术后器械及物品消毒，离体组织隔离处理，手术间封闭消毒，经空气培养合格后方可使用

4. 操作规范

操作规范

> 手术人员要严格执行手卫生制度，接触患者前后均要洗手，必要时戴一次性手套，定期监测，保证工作人员手指带菌数不超过 $5cfu/cm^2$

> 静脉输液时，一人一巾一带，使用后压力蒸汽灭菌备用

> 患者皮肤消毒前须检查消毒区是否清洁，发现破口或疖肿应停止手术

> 消毒方法应由切口向外消毒；阴道及感染的伤口应由外向里；消毒范围为距手术切口 15～20cm 的区域；常规采用葡萄糖氯己定消毒剂消毒，黏膜等怕刺激的部位采用 0.5% 碘伏消毒

> 按顺序铺置无菌手术单。要求将患者全身或大部遮住，要 4 层无菌单。铺孔巾等大的单子时，要手握单角遮盖住手臂，以免手被污染

> 手术中严格无菌操作，器械护士不可在医师的背后传递器械，在医师前面传递器械时，手臂不可抬得过高

5. 物品管理

物品管理

> 无菌物品应专柜储存，与未消毒物品分别放置，标示明确，不得混放

> 灭菌物品必须注明有效期及消毒日期，标识明显

> 严格检查各种无菌物品、药品的有效期，以保证物品、药品的安全使用

> 进入手术区物品，应除去外包装箱

五、医疗废物分类与处理制度

医疗废物分类及处理原则：分类收集、分别处理、专用容器、专用通道、错时转运、指定销毁、做好防护、准确记录、险情急报。手术室具体分类及处理程序类别实物名称处理程序如下。

1. 感染性废物

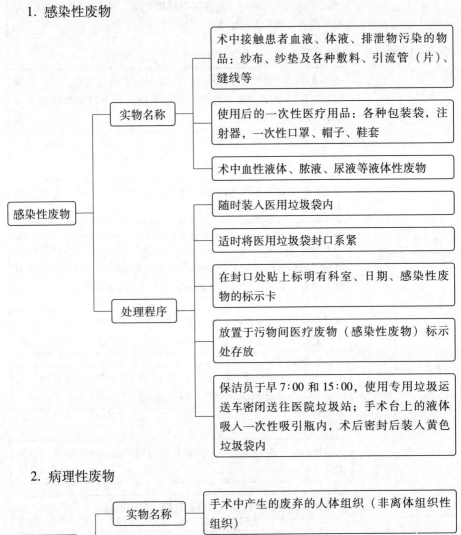

感染性废物

- 实物名称
  - 术中接触患者血液、体液、排泄物污染的物品：纱布、纱垫及各种敷料、引流管（片）、缝线等
  - 使用后的一次性医疗用品：各种包装袋，注射器，一次性口罩、帽子、鞋套
  - 术中血性液体、脓液、尿液等液体性废物
- 处理程序
  - 随时装入医用垃圾袋内
  - 适时将医用垃圾袋封口系紧
  - 在封口处贴上标明有科室、日期、感染性废物的标示卡
  - 放置于污物间医疗废物（感染性废物）标示处存放
  - 保洁员于早 7：00 和 15：00，使用专用垃圾运送车密闭送往医院垃圾站；手术台上的液体吸入一次性吸引瓶内，术后密封后装入黄色垃圾袋内

2. 病理性废物

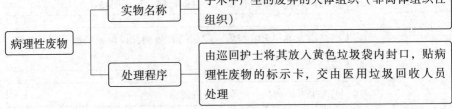

病理性废物

- 实物名称
  - 手术中产生的废弃的人体组织（非离体组织性组织）
- 处理程序
  - 由巡回护士将其放入黄色垃圾袋内封口，贴病理性废物的标示卡，交由医用垃圾回收人员处理

3. 损伤性废物

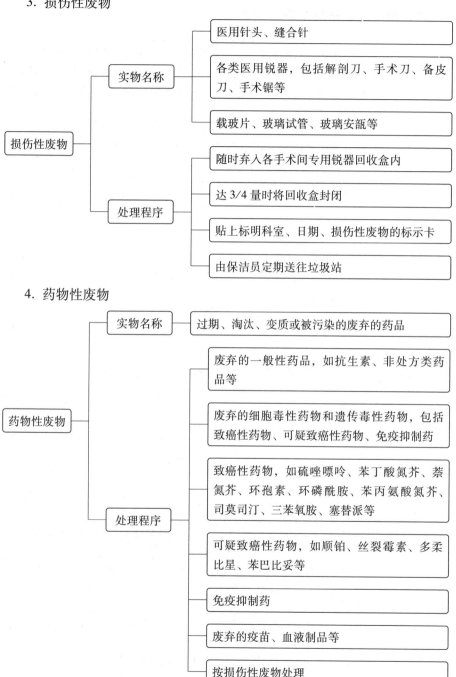

4. 药物性废物

六、护士职业暴露防护管理制度

护士职业暴露防护管理制度

手术室职业暴露主要是指手术室医务人员在院内从治疗、护理、手术配合、物品处理等工作过程中，意外受到病原体或含有病原体的污染物的沾染、损伤，或意外吸入等，造成感染或可能造成感染的情况

发生职业暴露后应按报告程序及时向护士长及感染控制科上报

进入隔离手术间、感染性疾病手术间，均需戴口罩、穿隔离衣、鞋套，治疗护理操作后，应按要求刷手。手术物品、器械处理时需穿防水防护服或防水围裙和防水靴等

为特殊传染患者做治疗护理之前、接触患者血液、体液和污染的物品时应戴手套。工作过程中手套破损应立即脱掉，刷手后更换新手套

接诊急诊手术的值班护士、转运疑似或临床诊断为传染患者（严重急性呼吸系统综合征、气性坏疽、破伤风、禽流感等传染病）的护士应穿隔离衣裤、防护服、隔离鞋，戴防护镜和高效过滤口罩

在进行侵袭性（有创性）护理操作时，严格按操作规程进行操作，使用后的锐器必须直接放入锐器盒内，锐器盒应有明确的标志

禁止用手直接接触使用后的刀片和针头

安瓿操作如有碎玻璃沾在手上，应用流动水冲洗，禁止用力擦拭

被沾湿的床单、衣物等，统一放入塑料袋内，与其他衣物分开放置

患者排泄物、呕吐物应有专用容器，用后用 1000mg/L 的含氯消毒液进行消毒处理

局部处理措施：若不慎被血液、分泌物溅到眼睛、皮肤后，立即用大量生理盐水和消毒液局部冲洗。对针头、锐器刺伤者，立即在伤口旁端轻轻从近心端向远心端挤压，挤出损伤处的血液，尽可能挤出损伤处的血液，禁止进行伤口的局部挤压，同时用肥皂液清洗

七、特殊感染手术的管理制度

1. 气性坏疽、破伤风类特殊感染手术

气性坏疽、破伤风类特殊感染手术的管理制度

- 破伤风、气性坏疽由厌氧杆菌引起，该类细菌的芽胞对物理灭菌法和化学灭菌法抵抗力强，采用一般方法很难达到灭菌的目的，故对此类细菌感染的手术，必须认真、严格地执行隔离技术

- 将此类手术安排在独立、负压手术间内，术前将手术间内不必要的器具及用物移出手术间外，以免污染

- 急诊、绿色通道手术明确感染者必须通知手术室值班护士，并在手术通知单上注明

- 术前访视，如发现患者特殊感染，手术通知单又未注明的，应立即报告护士长，以便对手术进行调整，安排在隔离手术间

- 安排室内和室外两组护士。室外护士向室内传递补充物品，负责备好术后房间处理需用的含氯消毒液，并为室内人员备好术后更换的清洁衣服及鞋子。室内人员负责手术配合，术后室内用物与物体表面的处理，手术中途室内人员不可外出

- 参加手术人员应穿隔离衣。自身有外伤未愈者，不能参加此类手术。除手术器械外，尽可能使用一次性用物。术中手术组人员管理好手术用物，小心投放医用垃圾，切勿造成地面或其他区域的污染

- 手术当日，未行手术前发现特殊感染者，手术通知单又未注明的，须立即向护士长报告。以便对手术进行调整，排在手术间最后1台。术后手术间终末处理

- 禁止参观，一旦整个手术室被污染，必须全面进行消毒处理

- 手术后器械处理：手术结束后，器械护士应将所有器械关节打开，用2000mg/L含氯消毒液浸泡于专用容器内30分钟，交供应室进行刷洗，连续3次高压灭菌，做培养待培养结果阴性后方可使用

续流程

气性坏疽、破伤风类特殊感染手术的管理制度

- 手术后其他手术用物处理：所有一次性用物、一次性敷料装入医用垃圾袋内并封口，袋外标明"特殊感染垃圾"。由专人送焚化炉焚化
- 手术后物体表面处理：手术床、家具、墙壁、地面、接送患者的推车等用 1000mg/L 的含氯消毒液擦拭
- 手术后手术间空气处理：术后手术间擦拭后持续净化负压 24 小时后空气培养，连续 3 天培养结果阴性后，方可开放使用

2. 其他传染性疾病

确认传染性疾病（乙型肝炎、性病、艾滋病、伤寒、痢疾、白喉、结核、化脓性感染等）手术的术后处理。

其他传染性疾病

- 此类手术应放在单独手术间内进行
- 使用一次性物品、一次性敷料及一次性手术单
- 凡患者用过的器械，标明传染性疾病的类型交供应室刷洗灭菌
- 凡使用的一次性物品、一次性敷料及一次性手术单应放入双层黄色医用垃圾袋内并密封，然后由专人送焚化炉焚化
- 手术间内手术床、家具等物品用 500mg/L 含氯消毒液擦洗，地面用 1000mg/L 含氯消毒液擦拭

八、消毒灭菌物品管理与储存相关制度

1. 无菌物品的管理

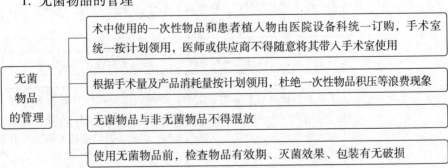

无菌物品的管理

- 术中使用的一次性物品和患者植入物由医院设备科统一订购，手术室统一按计划领用，医师或供应商不得随意将其带入手术室使用
- 根据手术量及产品消耗量按计划领用，杜绝一次性物品积压等浪费现象
- 无菌物品与非无菌物品不得混放
- 使用无菌物品前，检查物品有效期、灭菌效果、包装有无破损

续流程

无菌物品的管理
- 术中使用的所有植入性物品开启前应严格执行两人查对制度，使用后应在护理记录单做详细记录
- 一次性物品，使用后按医疗废物处理规范处理，严禁重复使用
- 手术台上已被污染或疑似污染的物品须重新灭菌方可使用
- 无菌物品发放时，应遵循先进先出的原则，发放记录应具有可追溯性
- 发放时应确认无菌物品的有效期。植入物及植入性手术器械应在生物监测合格后，方可发放
- 运送无菌物品的器具使用后，应清洁处理，干燥存放

2. 灭菌物品的储存

灭菌物品的储存
- 灭菌物品应存放于洁净区的专柜，分类、分架存放，标识醒目；灭菌物品要注明有效期，并按灭菌日期先后顺序放置和使用
- 载物架应距地高度 20~25cm，离墙 5~10cm，距天花板 50cm。每日用消毒液清洗储物柜 1 次
- 存放无菌物品的标准环境：温度 24℃ 以下、相对湿度<70%、换气次数每小时 4~10 次，保持相对正压
- 一次性无菌物品应去除外包装后，再进入无菌物品存放区
- 进入灭菌物品的储存区要戴口罩，接触无菌物品前应洗手或手消毒
- 使用纺织品材料包装的无菌物品有效期宜为 7 天
- 使用一次性医用皱纹纸、医用无纺布包装的无菌物品，有效期为 6 个月
- 使用一次性纸塑包装的无菌物品，有效期为 6 个月
- 硬质容器包装的无菌物品，有效期为 6 个月

九、手术室环境管理制度

手术室环境管理制度

手术室卫生工作均应采用湿式清扫

限制区走廊用 250mg/L 有效氯消毒液清洁，每日 1 次

每台手术后用 500mg/L 有效氯消毒液对手术间进行初步清洁

每日手术结束后，对手术间进行终末处理

每周进行大清扫，用 250mg/L 有效氯消毒液擦拭手术间的无影灯、墙壁、门窗、室内物面及手术间地板

消毒敷料房、手术间、辅助房间及室外的地拖、地桶应严格区分，标识清晰

普通手术间每日用空气消毒机定时消毒 3 次、紫外线灯照射消毒 2 次

洁净手术间每周清洗过滤网，地板每 3~6 个月打蜡 1 次

无菌物品储存室有空气净化装置或消毒设备

接送患者的车床床单，一人一换

无菌物品运载车每日擦拭，运输途中加防护罩

所有进入限制区的物品、设备，应拆除外包装、擦拭干净方可推入

拖鞋每日清洗 1 次，鞋柜每周擦拭 1 次

第三章

手术室人员工作职责与质量标准

第一节　岗位职责

一、总护士长岗位职责

总护士长岗位职责

在护理部主任和科主任领导下，负责手术室业务、教学、科研和管理工作，及时传达贯彻上级部署的护理和行政任务

制订手术护理计划和发展规划，组织实施，经常督促检查，按期总结汇报。根据任务和人员情况进行科学分工，协调配合，完成手术护理及各级工作任务。负责手术室对外联系（机关，各部、处的联系）

领导护理人员作好手术护理工作，参加疑难病例术前讨论，对手术准备和护理配合提出指导性意见，必要时亲自参加手术配合。领导本科人员认真执行各项规章制度和技术操作规程，严防差错事故。对护理缺陷进行分析，提出改进意见，并及时向科主任、护理部汇报

领导护士长落实岗位职责，实施全面质量管理，达到医院综合目标考评标准，参加各级质量考评。坚持每周护士长会制度，讨论护理工作及所属人员思想情况。组织护士长学习，提高护士长的工作能力、思想水平和管理水平

协调特殊工作任务，解决手术安排难题及技术难题。各手术区发生问题及特殊情况，要及时向总护士长汇报，总护士长负责向科主任及临床部总护士长汇报，并妥善处理

总护士长岗位职责	组织手术护理各级各类人员的培训、继续教育、技术考核（在职人员、实习生、进修生、新护士等），落实护理人员学分考核、各类人员量化考评。组织申报各级继续教育项目，协助护理部举办各种培训班，参加制订计划及讲课
	开展手术护理研究，推广新业务、新技术、新管理技术，组织本科科研计划的实施。搞好资料积累，完成科研任务
	负责手术室经济核算及经济管理。审签手术室药品、器材等资产的请领和报销，检查使用与保管情况，督导落实资产管理及库房管理制度
	护士长掌握本科护理人员思想、工作、学习情况，通过护士长会汇聚集体智慧对护理工作的重大事项提出建议案，提出护理人员晋级、奖励、任免、转业等建议，提交支委会或科主任审定

二、副护士长岗位职责

1. 副护士长业务岗位职责

副护士长（业务）职责	根据各级护士的专业情况，负责制定手术室年业务培训计划及各专业组业务培训计划，并组织实施
	定期检查培训计划的落实并随时进行调整
	根据外科新技术新业务的开展，专科在护士长的领导下，负责手术室护士的专业培训、教学、继续教育培训和科研工作的业务培训
	根据教学大纲，制定手术室教学计划及继续教育培训计划，做好带教老师的管理、监督检查工作。定期召开带教老师和学生会议，随时了解教学进度，完成教学计划
	负责安排手术室护士继续教育工作和计划的实施
	负责手术是感染控制管理工作，每月监督检查环境微生物监测情况，发现问题及时解决

续流程

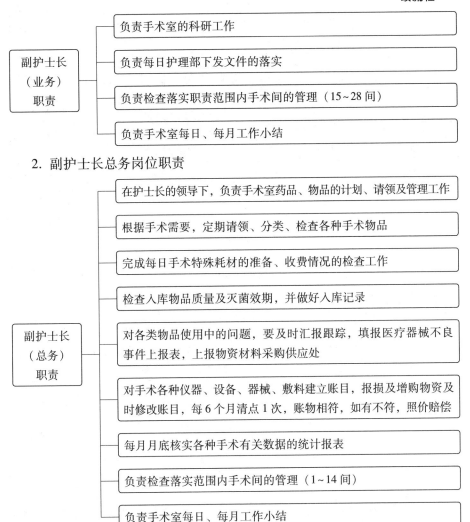

2. 副护士长总务岗位职责

三、手术室护士长岗位职责

1. 手术室护士长岗位职责

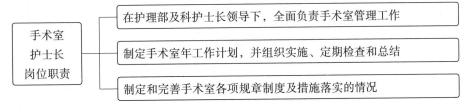

续流程

手术室 护士长 岗位职责	负责手术室质量控制工作，按照质量控制标准，对手术室工作实行质量持续改进
	负责手术室日常工作安排，统筹安排手术，合理调配人员，确保每日手术任务顺利完成
	督促检查手术室护理人员技术操作、消毒隔离工作及各级人员岗位职责的履行情况，杜绝差错事故的发生
	督促检查总务及业务护士长计划实施情况，协助解决问题
	参与危重患者的急救及重大手术的培训，组织教学查房工作，学习手术室新技术、新业务，掌握学术新动态
	新进耗材与正常使用的调配耗材

2. 具体工作

几项具体工作	次日常规手术安排：每日 10 点之前提取手术申请，安排手术间。依据手术难易程度及人员在位情况，进行人员安排调配。在最大限度确保安全前提下，合理使用人力资源
	当日手术二次调整：为了更合理使用人力、物力以及安排一日手术，常常需要临时调配手术（增减、调换、挪动手术），手术调整由麻醉科主任和麻醉科护士长及手术科室相关医师协商后确定；急诊手术安排：急诊手术分为普通急诊手术和绿色通道手术两种。原则是不得以任何借口推诿急诊手术
	急诊手术：任何人接急诊手术通知后，应立即通知麻醉及专科护士长，第一时间进行安排，如遇手术间、人员及物品缺乏，应报告总护士长参与协调
	绿色通道：没有任何借口拖延紧急抢救手术。必要时可在麻醉恢复室先行麻醉；必要时报告总护士长进行协调；同时有多台急诊（抢救），值班员人力不足时，启动批量伤救治预案，由护士长或总护士长负责协调安排
	周末手术安排：由护士长安排，根据病情优先安排专科护士，无特殊情况应轮流均衡安排

四、手术专科组长岗位职责

手术专科组长岗位职责
- 承担本专科重大疑难危重手术配合及突发抢救
- 在完成个人肩负的手术及值班任务基础上，在护士长的指导下承担一个专科护理组的管理，率先垂范，学习锤炼领导团队的能力
- 负责督导本组成员个人负责项目落实，重点检查所管辖手术间的仪器设备处于良好的备用状态和使用状态
- 负责本组专科教学，包括实习、进修、轮转等。负责修改本组轮转人员教学笔记，参加轮转人员出科结业考试
- 负责本组每月月总结，并准时填报报表
- 负责本组新手术的手术配合新业务、新技术的学习培训
- 负责与本组专科医师及主任及时沟通，了解术者的配合需求及建议，安排组内培训及讲课，定期进行专科技术总结
- 督导落实团队岗位练兵、技术操作训练
- 负责与供应部沟通，及时更换或调整器械
- 了解团队成员的各种情况包括身体、思想、工作、困难等，予以关心与帮助，并及时向护士长汇报，共商解决困难及问题的方案

五、带教老师职责

带教老师职责
- 必须有高度的责任心和使命感、热爱岗位、关心同学、言传身教
- 对新入科的同学介绍环境及科室的相关规章制度
- 根据实习大纲要求，合理安排实习过程
- 根据教学计划安排理论授课，根据授课内容定期或不定期检查、提问、以强化学生理论知识的学习

续流程

带教老师职责	每周1次实习小结,听取学生意见,以便在实习中及时改进。同时听取各带教老师意见,对存在问题及时反馈
	进行严格的出科考试,认真填写实习小结
	对护生在实习中出现的严重问题要及时报护士长和护理部

六、主班护士岗位职责

主班护士岗位职责	按急诊的轻、重、缓、急合理安排手术,协调各方面人力和物力,使急诊患者得到及时的手术治疗
	中班、下午或晚上接班后,全面巡视手术间,了解手术情况,对高难度、大手术给予关注,对人力紧张的手术给予协助、调配,勤巡视,协助、指导器械护士及巡回护士的配合工作
	在护士长不在班的情况下担当手术室行政及业务管理工作(外来人员的接待、出入室的管理、工人工作等),督促在岗人员认真执行各项规章制度及技术操作规程,保持手术室清洁、整齐、安静,使手术顺利、有序进行
	碰到重大医疗护理问题,解决有困难要及时向科、区护士长汇报,寻求处理方案
	做好病理组织留检的交接管理,3:00PM交班前应安排人员做好病理组织清点并由专人送病理科,下午验证病理送检情况
	中班交班前、下午交班前和夜班按护士长的工作计划安排下午或晚上上班人员的工作,并做好交接班记录
	接班后清点贵重物品并做好登记,贵重物品要上锁,防丢失
	按规章制度做好过时餐的管理工作(盒饭、牛奶的管理)
	做好值班手机的交接班

七、副班护士岗位职责

副班护士
岗位职责

副班提前 15 分钟到达病区接班，早上协助接手术患者入室，做好查对工作并签名

早上全面检查手术间，若有手术变更或患者的特殊情况及时汇报，并做好变更手术的物品和体位的准备工作

补充、检查各手术间的物品（小纱布、棉签 5 扎，保证手术间有网袋 3 个、剪刀 1 把、眼药膏 1 支），补充手术间生理盐水，清理手术间开封的棉签

补充手术间消毒液并检查有效期，内容包括：75% 酒精、2% 碘酒、安多福 1 瓶、安尔碘 1 瓶、手术皮肤消毒液 1 瓶

接仪器班工作

手术到 10：00PM 后，不加房间物品。将乙醇、安多福、安尔碘和朗索等放在治疗车上，以便取用

做好病理标本和贵重物品、医疗器械的清点接班工作，登记并签名

手术间空气消毒机不能运作的用紫外线早晚消毒手术间 1 小时，并签名登记，次日早上交班

与电工共同巡视检查各手术间的电源、空调、吸引机关闭情况、空气消毒机的运作情况，检查手术间的被子、枕头是否齐全

检查各通道门户、各防火通道是否锁好，钥匙、手机交接班，并应随身携带，并登记签名

冬天负责开手术间暖气（备注：副班工作时间到 8:00）

八、夜班护士岗位职责

夜班护士职责

- 每日 16:30 接班，门卫护理员下班后负责洗手，衣裤、拖鞋清点与保管。清点规定物品，准确填写物品登记本，并签字

- 接班时检查电梯门、钥匙、意见本、微波炉、电暖器，保证安全使用，负责手术环境管理，负责东西两侧外出衣裤、鞋的调整。接班后检查水电、门窗等安全情况

- 手术交接时，当场交接班，白班、夜班、巡回护士及洗手护士 4 人同时清点器械、敷料

- 夜班护士负责协调、分配、配合处理夜间一切手术工作，必须沉着、果断、敏捷、细心地配合各种手术

- 要坚守工作岗位，保障手术室的安全，不得外出会客。与手术无关人员禁止进入（包括洗澡），大门随时加锁，出入使用电铃

- 负责次日手术房间器械、敷料物品的准备及检查

- 负责每晚和次晨空气消毒，临时终末消毒，并做好记录

- 检查及添加意见本和护士办公室的共用笔。并于 7:00AM 打开东、西侧电梯门

- 每周日晚手术房间做终末消毒，每季度空气培养采样

- 做好夜班的清洁工作，包括值班室、办公室。凡本班职责范围内的工作一律在本班完成，未完成不宜交班，特殊情况例外

- 每晨下班前，巡视各手术间的清洁、整齐、安全情况，详细写好交班报告

- 术晨做好每个手术间温、湿度的调整。做好夜班期间使用器械清洗，二人核对无误后包装以备灭菌。做好器械清洗质量检测登记

九、值周及假日护士长岗位职责

1. 值周及假日护士长岗位职责

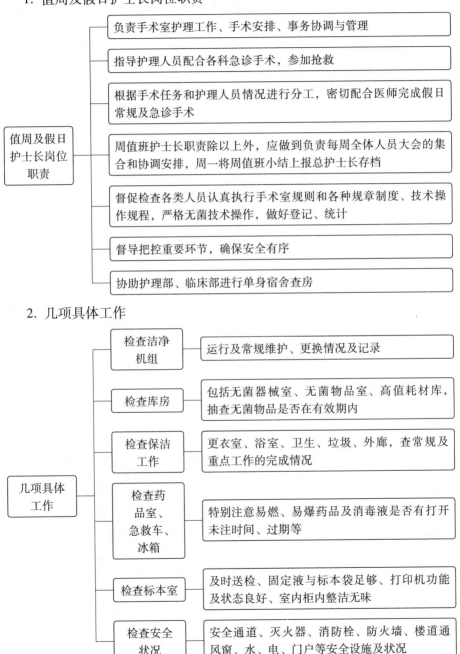

值周及假日护士长岗位职责

- 负责手术室护理工作、手术安排、事务协调与管理
- 指导护理人员配合各科急诊手术，参加抢救
- 根据手术任务和护理人员情况进行分工，密切配合医师完成假日常规及急诊手术
- 周值班护士长职责除以上外，应做到负责每周全体人员大会的集合和协调安排，周一将周值班小结上报总护士长存档
- 督促检查各类人员认真执行手术室规则和各种规章制度、技术操作规程，严格无菌技术操作，做好登记、统计
- 督导把控重要环节，确保安全有序
- 协助护理部、临床部进行单身宿舍查房

2. 几项具体工作

几项具体工作

- 检查洁净机组 —— 运行及常规维护、更换情况及记录
- 检查库房 —— 包括无菌器械室、无菌物品室、高值耗材库，抽查无菌物品是否在有效期内
- 检查保洁工作 —— 更衣室、浴室、卫生、垃圾、外廊，查常规及重点工作的完成情况
- 检查药品室、急救车、冰箱 —— 特别注意易燃、易爆药品及消毒液是否有打开未注时间、过期等
- 检查标本室 —— 及时送检、固定液与标本袋足够、打印机功能及状态良好、室内柜内整洁无味
- 检查安全状况 —— 安全通道、灭火器、消防栓、防火墙、楼道通风窗、水、电、门户等安全设施及状况

十、代班护士岗位职责

代班护士职责

- 早晨在交班前，按照点班本内容将物品清点好，登记并盖章
- 如当天未安排择期手术的，应分别于两侧电梯口帮助其他护士接患者
- 接完患者后，应主动协助全麻手术、需摆体位的手术、较大手术的开台工作，接台手术送术后患者
- 随时准备接急诊手术，接到手术通知单立刻做术前准备，包括吸引器连接好，输液通道准备，抢救物品准备，器械、敷料准备充足，静脉用液体及冲洗用液体的准备等
- 协助护士长对手术室环境进行管理，发现问题及时与责任者联系
- 将当日急诊、择期统计写入交班本
- 值班期间负责手术室的安全，接班时严格检查水、电、煤气情况，门窗锁好
- 值班人员，不得擅自离开岗位

十一、麻醉护士的岗位职责

麻醉护士的岗位职责

- 在手术室护士长领导下，麻醉科主任业务指导下进行工作
- 每日根据电脑统计各种药品的数字，负责检查核对麻醉处方并签字、盖章，送中心药房，10：00负责领回并仔细核对后分别放置
- 每日检查准备间急诊药品及物品的使用情况，及时添加并保证急诊插管箱内物品齐全，喉镜性能良好
- 每日检查手术间内麻醉机及监测仪、输液泵是否齐全，并保证手术正常使用
- 每日负责贵重物品的发放及登记，并检查核对所有麻醉患者的收费单，如有漏费及其他问题及时追回并解决

续流程

麻醉护士的岗位职责

- 每日负责各手术间常用药品的整理及添加。根据电脑统计数目将各种麻醉药品分别放置在各麻醉医师的工作车内
- 每周添加各手术间的麻醉基本耗材，每日督促卫生员做好麻醉仪器的清洁卫生工作
- 每日添加各手术间麻醉单、麻醉收费单及麻醉处方
- 每月底请领各种文具及医疗文件
- 每月底将麻醉科各种耗材的使用情况及下个月的计划向科主任进行书面报告，以协助科室的经济核算
- 每月检查各种药品的使用有效期
- 随时确保重大抢救及手术所需特殊物品的供应

十二、巡回护士岗位职责

巡回护士职责

- 术前了解预施手术步骤、麻醉方式，准备手术所需物品、设备，做到心中有数，充分准备主动配合
- 术前了解需手术患者，认真查对患者姓名、年龄、性别、病房、手术名称、诊断、手术部位、腕带、各种化验单、知情同意书、委托书、义齿、发卡、眼睛、角膜接触镜（隐形眼镜）和贵重物品不得带入手术室，检查手术野备皮及全身皮肤情况，了解有无植入物，如患者安装起搏器，须由医务科开具"重大疾病同意书"
- 给患者带好帽子后，患者进手术室，在手术床上固定好患者，做好保暖护理
- 建立静脉通道，与麻醉医师再次核对患者，协助麻醉医师用药，用药前应三查八对，按医嘱给药。执行口头医嘱前必须复述，有疑问一律不用
- 与手术医生核对患者及病变部位，严格执行"time out"，摆好手术体位，保护受压部位，注意保暖。确保患者安全、舒适。切口暴露清楚
- 皮肤消毒前，调好灯光。随时注意手术野的照明
- 消毒完毕后，将纱布盆清空，台上掉下的物品及时捡起，不得拿出手术间

负责手术物品的清点。手术开始前、体腔关闭前、体腔关闭后、缝皮和手术结束后，5 个时间点与洗手护士共同唱点
负责填写手术护理记录单（如器械清点记录单、安全核查表、交接病人登记表等），台上所有物品，术中添加时及时记录。护理记录单要求字迹清楚不能涂改，术毕随病志送回病房，病房护士签字后，将复写页与记费单一并交于登记护士
协助洗手护士开台。负责手术用物供应，高资耗材正确使用，登记
做好术中护理，包括病情变化、出血情况、手术体位、用药、输血、输液，手术间各种仪器设备的正常运转，发现异常及时处理
负责手术间人员管理，控制参观人数，手术间物理环境达标（灯光、篷顶、墙壁、地面、空气、门等），监督执行无菌技术操作
书中调换巡回护士，需现场详细交接班。与手术相关的所有事情交接清楚，如患者情况、术式、术中所用物品、术前所带物品、胃肠减压、导尿、尿量、引流量情况等
术毕，洗手护士和巡回护士分别在护理记录单上签字。协助手术医生包扎伤口，用胶布妥善固定引流管，清洁患者皮肤。需细菌培养的标本及时送化验室
将固定稳妥的引流管、静脉输液管做好标记，放置在合适处后，将患者平稳抬至担架车，检查相关的文书是否已签字，如手术核查表等。送患者回病房，保护好输液管道、引流管、导尿管等，将患者安全平稳搬至病床。与病房护士交接，包括手术进行情况、输液、输血、术前带的用物、麻醉方法、体位、皮肤情况
清洁、整理、补充手术间内一切物品，定位归原。如为污染手术，按污染类别，按照科内相关制度做好处理
被患者血液、体液污染的部位，先用吸湿材料去除可见污染物，再用氧化电位水即时覆盖 30 分钟后擦拭
术中认真、及时、准确进行费用录入，并与洗手护士双方核对、签字

巡回护士职责

十三、器械护士岗位职责

器械护士职责

- 术前了解预施手术步骤，必要时参加病例讨论，准备手术所需物品，并检查有效期，连接吸引器、电刀。手术开始前30分钟刷手

- 提前整理台上物品，并检查功能状况和是否齐全

- 负责手术物品清点，包括手术开始前、体腔关闭前、体腔关闭后缝皮和手术结束后五时间与巡回护士共同清点台上所有物品，做到唱点两遍。若术中添加物品，特别是无损伤线的缝针应与巡回核对后及时记录在护理记录单上

- 配合医生消毒手术野，铺无菌单，监督医生消毒范围和无菌操作

- 密切观察手术步骤及需要，迅速准确地传递手术器械。传递锐利器械时，应先提醒后递出，防误伤。主动灵活处理各种紧急情况

- 负责妥善保管留取的手术标本，放在指定位置。术毕亲自交给医师，并检查标本固定，病理单填写登记情况后，签名确认

- 做好台上用物的管理，严格无菌操作，包括用后物品及时收回，擦净血迹，术中所有物品做到心中有数，保持术野、操作台、器械台干燥整洁

- 术中可能有污染的器械和物品，按污染手术隔离要求处理，严格分区。污染手术隔离要求：行胃肠道、呼吸道、宫颈等污染手术时，切开前应用纱布保护周围组织，随时收出内容物。被污染的器械和其他物品应放置于污染盘内，放于指定区，待污染步骤完毕后，应用无菌生理盐水洗手或更换手套及更换污染的器械和敷料

- 术毕协助擦净患者皮肤上的血迹，协助包扎伤口

- 术毕手术器械预处理后，与巡回护士共同清点无误后放入密闭转运箱。锐利及精细器械物品应单独放置，仔细处理，以免损坏。器械名称与数量交接清楚

- 遇手术临时取消时，负责检查有效期后将物品放归原处

续流程

器械护士职责

- 术中因特殊情况调换手术护士时，须现场详细交班，包括台上全部清点物品的数目及位置。术中特殊备用物品，术中取下的组织脏器标本
- 术后对巡回护士录入费用进行核对签字

十四、辅助护士岗位职责

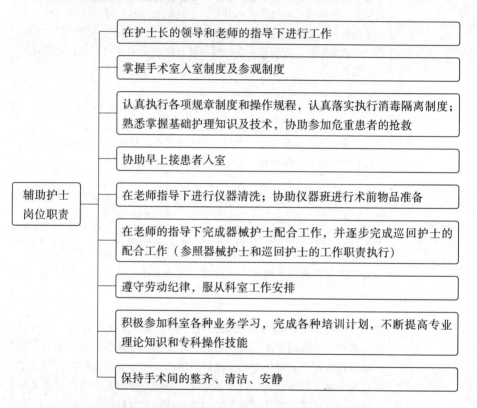

辅助护士岗位职责

- 在护士长的领导和老师的指导下进行工作
- 掌握手术室入室制度及参观制度
- 认真执行各项规章制度和操作规程，认真落实执行消毒隔离制度；熟悉掌握基础护理知识及技术，协助参加危重患者的抢救
- 协助早上接患者入室
- 在老师指导下进行仪器清洗；协助仪器班进行术前物品准备
- 在老师的指导下完成器械护士配合工作，并逐步完成巡回护士的配合工作（参照器械护士和巡回护士的工作职责执行）
- 遵守劳动纪律，服从科室工作安排
- 积极参加科室各种业务学习，完成各种培训计划，不断提高专业理论知识和专科操作技能
- 保持手术间的整齐、清洁、安静

十五、仪器班护士岗位职责

1. 仪器班护士工作职责

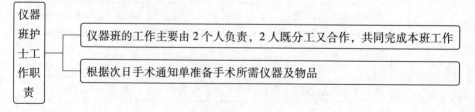

仪器班护士工作职责

- 仪器班的工作主要由2个人负责，2人既分工又合作，共同完成本班工作
- 根据次日手术通知单准备手术所需仪器及物品

续流程

负责所有仪器的清点、保管和保养（包括夜班），负责督促工人送仪器到供应室消毒；精密仪器定期检查清点，专人保管，有记录；仪器归类放置，损坏的仪器及时送修或报销，并报告专科组长（特别是脑科、骨科的剪刀，很容易损坏，仪器班应认真检查后再打包）

负责气体、低温炉消毒物品的包装、消毒和归类

负责临时更改手术及当日急诊手术的仪器、物品的准备工作

每日早上和下午检查消毒仪器房的过期仪器，更换包内外斑马试纸，更改日期并重新送消毒灭菌

每日早上检查夜班使用急诊仪器情况，做好登记工作

保持仪器房的整齐清洁，及时追回外借的仪器、物品。当天下班前将次日手术通知单放在手术安排一览表，并清理当天停手术的通知单

植入物需要送供应室做生物监测，须 3：00PM 前送供应室消毒，如中午 12：30PM 未送到要及时与医师联系，督促器械供应商及时送到，以免影响次日手术

督促工人及时清洗仪器，负责清洗泌尿科镜子、腔镜仪器及保养并做好登记

次日手术不够用或需要重新消毒的仪器、特殊用物应当面与巡回护士交班，保证第一台物品的供应

下班前清理戊二醛液内的多余仪器，督促工人更换"健之素"与浸泡液，并定期监测浸泡液的浓度

次日手术需用特殊物品，要在 12：00AM 前告知护士长，通知设备科

每周一对快速高压炉进行生物监测，每月中旬和月底对等离子体过氧化氢炉进行生物监测，并记录

仪器班轮换交接班时须认真清点、特殊物品及器械并详细登记

所有仪器定期除锈上油

仪器班护士工作职责

2. 具体工作

具体工作

- 8：00AM~3：00PM
  - 检查过期仪器，补充注射器，分派消毒备用物品
  - 按手术通知单准备次日手术的仪器、敷料及其他特殊用物
  - 14：00PM负责将次日手术需用的镜类、除颤器等需气体灭菌的物品入环氧乙烷气体炉或过氧化氢炉消毒
  - 负责术后仪器检查、清洗、加油、归类、放入仪器柜或打包重新消毒灭菌，发现损坏应查明原因及时送维修，特殊仪器应当面交接班
- 3：00PM~5：30PM
  - 将各手术间次日手术的仪器及敷料派至各手术间
  - 检查到期灭菌物品
  - 检查常规物品是否齐全，及时补充
  - 检查消毒炉运作是否正常，及早发现问题并解决，以免影响次日手术
  - 将消毒好的次日手术仪器及敷料派送至各手术间
  - 本班未能完成的工作与夜班主班做好交接班（包括仪器房烤箱内物品及电源开关）
  - 待过氧化氢低温炉消毒完毕出炉分类放好物品，关闭消毒炉

十六、复苏室护士岗位职责

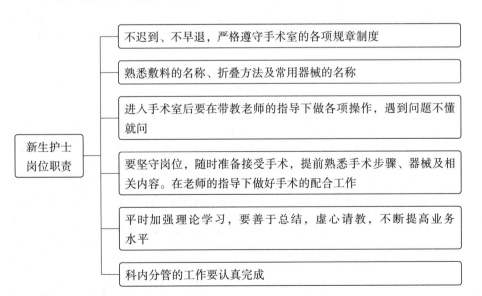

复苏室护士岗位职责

- 负责患者在麻醉复苏期间的监测与护理工作
- 负责麻醉复苏室内药品、器械的管理工作，定位放置，定时维护，确保无失效，处于应急状态
- 负责麻醉复苏室和室内所有物品的清洁、消毒工作
- 在手术室护士长领导下、麻醉科主任业务指导下进行工作
- 严密观察病情，做好监测与记录工作，准确执行麻醉医师的医嘱
- 负责相关资料管理及统计工作
- 协助收取前一天及当天所有手术患者的麻醉费用

十七、新生护士岗位职责

新生护士岗位职责

- 不迟到、不早退，严格遵守手术室的各项规章制度
- 熟悉敷料的名称、折叠方法及常用器械的名称
- 进入手术室后要在带教老师的指导下做各项操作，遇到问题不懂就问
- 要坚守岗位，随时准备接受手术，提前熟悉手术步骤、器械及相关内容。在老师的指导下做好手术的配合工作
- 平时加强理论学习，要善于总结，虚心请教，不断提高业务水平
- 科内分管的工作要认真完成

十八、手术室接台患者等待区护士工作职责

手术室接台患者等待区护士工作职责

- 负责交接接台患者的工作，接患者时认真核对姓名、年龄、性别、住院号、手术方式、手术部位及是否作标识，并查看腕带

- 询问患者最后一次吃饭喝水的时间，是否有药物过敏史，是否有活动性义齿，是否有没拿下来的首饰、手表，体内是否有钢板、起搏器等物，内衣、内裤是否脱掉

- 询问患者手术史，有无糖尿病、心脏病、高血压等病史

- 检查病例中医嘱下的术式、皮试结果、备血及带药情况。若有备血，需有输血治疗同意书

- 检查是否有患者授权书、手术知情同意书、手术风险评估表、手术患者辨识记录单、手术安全核查表

- 检查病理组织标本结果、血型、配血单、出凝血时间等。若泌尿科患者还要检查是否有细菌培养结果。所有项目核对无误后，将患者推入接台患者等候区

- 坚守岗位，及时接送手术患者。接送患者推车时应轻巧稳妥，扶起车档，保证患者安全。将患者接入等候区后建立静脉通路，接到房间通知后，与接患者护士一起将患者送入手术间。等候时盖好被子，严禁碰撞摔伤患者。不允许手术医生和麻醉医师去接患者

- 接送患者严格执行查对制度，如有疑问及时与手术室专科护士或护士长联系

- 保持换车室清洁，每日用氧化电位水擦拭担架车，更换车套、被套等，如有污染立即更换，避免交叉感染

- 爱护公物，严禁用车撞击门、墙等

- 认真做好标本送检工作。每日将标本与病理单核对准确后登记，送病理科清点、交接、签字，发现问题及时向值班护士长汇报

十九、总务护士职责

总务护士职责

- 严格按照科室规定认真做好手术室一次性耗材的请领、发放、使用、收费环节的管理
- 每日交接急救物品及贵重物品，根据夜班使用情况及时补充并检查收费
- 每日根据手术情况，及时供应各手术间特殊及贵重耗材，并检查收费情况，杜绝收费或不收费等情况的发生，及时登记使用的高值耗材
- 每日检查和补充各手术间使用的一般性卫生耗材
- 定期检查库存物品的质量及有效期，根据灭菌时间先后次序进行发放，防止物品过期、浪费
- 根据手术及库存物品情况，按计划及时上报护士长，请领物品
- 月底核实高值耗材领用、使用以及库存存量，账物相符
- 主动下送，及时征求意见，改进工作，提高工作效率

二十、院内感染监控护士职责

院内感染监控护士职责

- 认真学习执行科室消毒隔离制度、感染控制管理制度等
- 负责每月环境微生物监测工作，联系培养皿，做好各项采样，及时送检标本，及时回收分析监测结果，并上报护士长
- 负责工人、保洁员的消毒隔离知识培训，检查消毒隔离工作的执行情况
- 协助护士长做好护士消毒隔离知识培训，检查消毒隔离工作的执行情况
- 每月收集院内感染的病例资料，查找分析原因，汇报护士长

二十一、无菌室人员岗位职责

负责手术间器械包和布类包的准备及发放，无菌室器械做到交接落实到个人，交接清楚

负责无菌室器械及物品的准备，根据次日手术情况，计划手术所需器械物品及布类包。合理计划、科学调配，保证手术使用

负责连台手术急需器械的紧急灭菌并送到手术间。接收供应室灭菌后送来的外来器械和植入物

检查无菌物品有效期，保证无菌室无过期包、清洁、整齐、有序

建立无菌室物品管理账目，做到无菌室器械包账目清楚

无菌室人员岗位职责

接收供应室送来的无菌器械及低温灭菌物品，如器械物资有误，在交接单上注明，同时与供应室联系

清点各柜无菌器械数量，如清点有误，及时与相关人员联系。无菌室工作日清、日毕，物品数目清楚，无遗失

定期与器械库管人员沟通，根据手术需要，及时配备和增添手术器械包及物资。每年1~2次清理器械包总数

做好节假日期间无菌物品的管理

异常情况向护士长汇报

二十二、手术室护理员工作职责及流程

1. 上午门卫

手术室护理员工作职责及流程（上午门卫）

6：00~7：00清扫手术室门口、男女更衣室，对手术用过的帽子、口罩和生活垃圾区分装，清点夜班手术用过的洗手衣裤，对手术用过的拖鞋消毒刷洗，要和夜班护士同时对手术用过的手术衣、裤、帽子、口罩、拖鞋进行清点对数

7：00~8：00准时与洗衣房交接换洗衣服，把洗手衣裤包好送消毒。同时准备好当天手术所用手术衣裤、口罩、帽子、拖鞋

续流程

8：00～10：00 给手术医师发放手术用的洗手衣、洗手裤、口罩、拖鞋、更衣箱的钥匙，同时还要接送手术中病房所送物品，及每日的急诊和择期手术通知单，还有麻醉通知单

10：00～11：30 主要清扫男女更衣室的卫生（更衣柜、地面、墙砖等）。手术结束及时回收更衣柜钥匙

11：30～12：00 午餐时间

12：00～14：00 回收手术结束后手术医师的更衣柜钥匙，及时整理更衣室里的洗手衣裤、帽子、口罩。拖鞋一人一用一消毒，用每升250mg 的清洗消毒液浸泡30 分钟，清水冲洗。再用洗衣粉刷洗后清水冲洗干净，晾干备用。下班前将衣服拖鞋清点对数后与下午班交接。清扫更衣室的卫生和值班护士交接班并帮助叠敷料

注明：擦手术间的护理员和保洁员不在岗时，做手术间物表擦拭及地面清理

周末班：7：00～17：00

手术室护理员工作职责及流程（上午门卫）

2. 下午门卫

手术室护理员工作职责及流程（下午门卫）

13：00～14：30 清扫手术室门口、男女更衣室，对手术用过的帽子、口罩、生活垃圾区分装，对手术用过的拖鞋消毒、刷洗

14：30～17：00 准备好当天手术所用物品（手术衣裤、口罩、帽子、拖鞋）。给手术医生发放手术用的洗手衣、洗手裤、口罩、拖鞋、更衣箱的钥匙，同时还要接送手术中病房所送物品，及每日的急诊手术通知单、麻醉通知单

续流程

手术室护理员工作职责及流程（下午门卫）	17：00~21：00主要清扫男女更衣室的卫生（更衣柜、地面、墙砖等）。手术结束及时回收更衣柜钥匙。回收手术结束后手术医师的更衣柜钥匙，及时整理更衣室里的洗手衣裤、帽子、口罩。拖鞋一人一用一消毒，用每升250毫克的清洗消毒液浸泡30分钟，清水冲洗。再用洗衣粉刷洗后清水冲洗干净，晾干备用。备好夜班手术所需的手术衣裤、帽子、口罩、拖鞋，下班前将衣服拖鞋清点对数后与夜班护士交接。清扫更衣室的卫生和值班护士交接班，并帮助叠敷料。清创鞋每日刷洗，分单双日鞋，由下午班下班前刷洗
	注明：擦手术间的护理员和保洁员不在岗时，做手术间物表擦拭及地面清理
	周末班：7：00~17：00

二十三、高资耗材管理人员职责

高资耗材管理人员职责	各种医用消耗材料由器械室专人负责管理，未经允许手术人员不得携带耗材进入手术室
	建立高质耗材使用，以便进行数量、规格的查询
	根据用量设立高资耗材，及时清点并补充，高资耗材应按失效期顺序数摆放，防止使用混乱，造成过期
	按需要由器械室专人发放各手术间，同时注明患者姓名、耗材品名、型号
	手术中使用高资耗材由巡回护士向器械室领取
	器械室将实际使用数量、人员进行查费
	需低温储存的，放冰箱内保存。每周清理、保持清洁
	高资耗材未经护士长同意，一律不得外借

二十四、费用录入人员职责

费用录入
人员职责

负责手术费用的录入工作，录入时认真核对每例患者的住院号，记录入费用项目等，确保准确无误

费用录入后必须与值班护士核对，确保无误。不得擅自修改费用或退费，特殊情况必须经护士长同意，并做好记录

打印次日手术患者查对记录单及药品请领单，及时录入手术中急需的药品，并负责领取

协助护士长做好每月手术统计报表工作

二十五、登记人员职责

登记人员
职责

7：30~8：00 参加交班

8：00~9：00 送病理标本，拿药核对病历单与手术标本是否相符，检查患者所在科室、住院号、姓名、性别、年龄、病理分数，检查病理单上是否有血迹

10：00~12：00 检查录费情况并做好手术登记；负责电话总机的管理，接听电话并负责广播找人，适时播放音乐；帮助各病房接台手术送患者；拿血等

12：00~12：30 午餐时间

12：30~15：00 打印手术通知单，并且通知病房手术时间；特殊材料的登记核对；每周五送两次病理，上午照常，下午两点前将病理送到病理科

15：00~16：00 每日清扫休息室，扫地、拖地每日 1 次；负责送血袋及一切化验，包括生物检测

二十六、器械清洗人员职责

器械清洗人员职责

- 负责水处理设备的管理与器械的清洗、保养及设备养护工作，做好各种仪器设备的维修保养记录
- 每日清洁水处理间、器械刷洗间物品表面环境卫生，按要求配置各种消毒液，并监测浓度
- 每日与洗手护士认真交接使用的手术器械，并做好记录
- 严格按照操作流程对器械进行清洗、除锈、保养与消毒
- 严格按操作规程清洗各种内镜及相关器械等，对精细、锐利器械进行分类清洗，避免器械损坏
- 每日观察水处理设备的运行情况，并保证反渗水的正常使用
- 按照计划每周加盐（水处理）并记录
- 每周对清洗机进行保养 1 次，每 6 个月监测 1 次并作好记录，以保证清洗机的清洗质量
- 每 2 个月更换过滤芯（水处理）一次并记录

二十七、消毒员职责

消毒员职责

- 掌握消毒灭菌的相关知识、压力蒸汽灭菌器的灭菌效果监测方法、操作方法及操作注意事项等，严格按照操作规程操作压力蒸汽灭菌器
- 保持消毒间环境清洁整齐，每日做好压力蒸汽灭菌器的日常保养工作，每周彻底清洁压力蒸汽灭菌器 1 次
- 按规范要求装载灭菌物品，确保灭菌质量
- 持证上岗，坚守工作岗位，灭菌过程中，要严密观察灭菌器的运行情况等，避免意外和事故的发生
- 做好各种监测记录，压力蒸汽灭菌器装载情况记录、维修保养记录等

二十八、接送患者工人职责

接送患者工人职责

- 遵守服务规范及劳动纪律，进出手术室按规定着装，做好交接工作

- 坚守岗位，经常巡视各手术间，及时接送手术患者。接送患者推车时应轻巧稳妥，扶起车档，保证患者安全，将患者接入手术室后与接患者护士一起将患者送到手术间，盖好被子，严禁碰撞摔伤患者

- 接送患者严格执行查对制度，如有疑问，及时与值班护士或护士长联系

- 保持换车室整洁，每日用消毒液擦拭担架车，更换车套、被套等，如有污染立即更换，避免交叉感染

- 爱护公物，严禁用车撞击门、墙等

- 认真做好标本送检工作。每日下班前，将标本与病理单核对准确后登记，送病理科清点、交接、签字，发现问题及时向值班护士汇报

二十九、保洁员岗位职责

保洁员工作职责

- 6：00更衣上岗

- 6：10~7：00清理1~7手术间及病理室、保洁室地面、擦墙壁及踏脚凳，包括手术房间的前室及辅间，要求湿式打扫

- 7：00~8：00清理日用垃圾。7：30前将垃圾放置指定地点（要求医用垃圾封口、签字，提前10分钟送至指定地点）。清理敷料打包，送至指定地点；整理敷料统计单。手术间内备好污物车（医用垃圾带套黄色医用垃圾袋，敷料袋套白色塑料袋）。清理西侧内走廊卫生间

- 8：00~9：00用去污粉清理刷手池。擦窗台、窗框、走廊墙壁、手术门及手动开关、墙壁安全指示灯、手术室办公区房门

续流程

保洁员
工作职责

9：00~10：00 做周计划
周一：擦内走廊
周二：擦外走廊
周三：清扫保洁室
周四：清扫医生休息室
周五：整理清洁用具
周六：刷外出鞋 8 双，运送敷料，擦手术室地面、室内墙壁、吊
　　　塔、手术灯架、顶棚，拆车轱辘线，刷手术房间回风网，
　　　彻底清扫手术房间地面，污点用去污粉擦净
周日：刷外出鞋 4 双，刷洗污物车。彻底清扫内外走廊、卫生间，
　　　污点用去污粉擦净

10：00~12：00 随时清理卫生间、地面、踏脚凳、墙面，随时清
理日用垃圾。锐器包装送至指定地点。辅料随时清理，包装送至
指定地点

12：00~14：00 清理男女卫生间及工作人员入口处的医用垃圾。
回收人员到达后及时封口交接，双方签字后统一回收处理

＊随时清理患者入口处的脚垫
＊每台手术结束后要求及时、快速地清洁手术间地面，要求
无血迹、无污物。每日最后一台手术彻底清扫地面，包括手术
床下

要求：1. 正确使用消毒剂
　　　2. 垃圾袋封口正确无误并及时登记签字
　　　3. 不锈钢处必须用去污粉刷洗，污物车每周用去污粉刷
　　　　 洗，污物袋如有血迹污染，要求清洁干净后，重新放在
　　　　 污物车上
　　　4. 清理卫生间，保持整洁无异味
　　　5. 清洁工具做好标记，严格区分使用，拖布要求每个房间
　　　　 1 把，内外走廊、卫生间、清洗室要求区分明确

第二节 职 称 职 责

一、主任（副主任）护师职责

主任护师
职责

- 在护理部主任领导下和科护士长指导下，指导本科室护理业务、技术、科研、教学工作

- 检查指导手术室急、重、新、疑难手术患者的护理配合及护理会诊，参与危重患者的抢救

- 了解国内外护理发展动态，并根据本院及科室具体情况，不断引进先进技术应用于围术期的护理

- 指导和主持本科室的护理查房、病例讨论，主持手术室的护理大查房，指导主管护师的查房，不断提高护理业务水平

- 对本科室的护理差错、事故提出技术鉴定意见

- 参与指导各级护理人员的业务学习、继续教育工作、实习护生教学计划，参与编写教材并负责授课

- 指导并参与新护士教学计划的制定、实施、考核、培养工作

- 带教护理系和护理专修科学生的临床实习，担任部分课程的讲授，并指导主管护师完成此项工作

- 协助护理部做好主管护师、护师晋级的业务考核工作，承担对高级护理人员的培养工作

- 制订科室护理科研计划，并负责指导实施；参与护理论文和科研、新技术的结果评价

- 对全院的护理队伍建设、业务技术管理和组织管理提出意见，协助护理部加强对全院护理工作的管理

二、主管护师职责

主管护师职责
- 在科护士长、护士长领导下及本科室主任护师领导下进行工作
- 对科室护理工作质量负有责任，发现问题及时解决，把好护理质量关
- 负责指导本科室的护理查房和护理会诊，对护理业务给予具体指导
- 对本科室发生的护理差错、护理事故进行分析鉴定，并提出防范措施
- 组织护理学院学生和护校学生的临床实习，负责讲课考核和评定成绩
- 制订本科室护理科研工作，撰写具有一定水平的护理论文及科研文章
- 协助本科室护士长做好行政管理和队伍建设工作

三、护理师职责

护理师职责
- 在护士长领导下和主管护师指导下进行工作
- 参加手术室各种常规、重大、疑难手术的配合，指导护士正确执行医嘱及各项护理技术操作，发现问题及时解决
- 负责手术室各项护理工作，包括术前准备、术中配合和术后患者的包扎、保暖、护送工作
- 负责手术中重点环节的安全管理，包括术中清点与手术标本的处理
- 参与危重患者的救治工作及难度较大的护理技术操作。带领护士完成新业务、新技术的实践
- 熟练掌握各专科常用仪器设备的使用和维护
- 负责手术间管理工作，包括规范化管理、财产管理、无菌物品管理、仪器设备管理等
- 协助护士长拟订护理工作计划，参与科室管理
- 参加本科室主任护师、主管护师组织的护理查房、会诊和病例讨论

续流程

护理师
职责

协助护士长负责手术室护士和进修护士的业务培训；带教护校学生的临床实习，负责讲课和评定成绩

协助护士长对护士和进修生进行业务培训，制订学习计划，组织编写教材并担任讲课，对护士进行技术考核

对手术室出现的差错、事故进行分析，提出防范措施

协助护士长开展各项护理科研工作，及时总结经验，撰写论文

四、护士职责

护士职责

在护士长领导下，担任手术室器械或巡回护士的工作，能胜任各班次的护理工作，服从护士长工作安排

能够胜任洗手护士、巡回护士的各项工作，并负责术前准备和术后终末处理工作

认真执行各项护理工作制度和技术操作规程，正确执行医嘱，准确、及时地完成各项护理工作，严格执行交接班和查对制度

在护师的指导下，应用护理程序实施手术患者的护理。负责手术后患者切口周围的清洁、包扎、保暖和手术标本的管理

参加各种常规手术的配合

熟悉各专科常用器械的名称和使用方法，按要求做好器械的清洗、保养、灭菌工作

掌握各专科常见手术的配合，在主管护师的指导下参与器官移植、体外循环、关节置换等重大手术的配合

负责采集各种检验标本

完成护士长分配的工作，做好器材准备、药品的保管及各项登记、统计工作

掌握手术室基础知识，三基考试达标

续流程

护士职责 ── 参加护理教学和科研，指导实习护士、护理员、保洁员工作

护士职责 ── 做好各种有关登记

第三节　质量标准

一、护理管理质量标准

护理管理质量标准
- 定期进行护理质量检查。发现问题及时纠正、处理；指导并参与重大、疑难手术的配合，参与危重患者的抢救工作；检查护理工作计划落实情况并有记录
- 定期组织科室业务学习和专科查房，定期考核有记录
- 定期检查、督促护理员和保洁员的工作，并进行讲评和后续培训
- 合理安排各类手术，排班科学合理，检查并督促各岗位职责、各项规章制度、操作规程的落实
- 每月召开工休座谈会一次，每半年召开一次手术科室主任座谈会，征求医生和科主任的意见，并采取措施对工作进行改进
- 安排实习护士的教学工作，制订、实施实习护士、进修生的培训计划
- 做好各种仪器设备和药品的管理定期检查，有记录
- 各种护理制度健全，专科操作常规制订合理，考核有标准
- 传达医院和护理部的文件及时准确，并能贯彻执行
- 对出现的护理缺陷，与质控小组成员一起总结分析，提出防范措施
- 做好科室各项统计工作，准确、及时填写各项报表

二、手术室感染控制质量标准

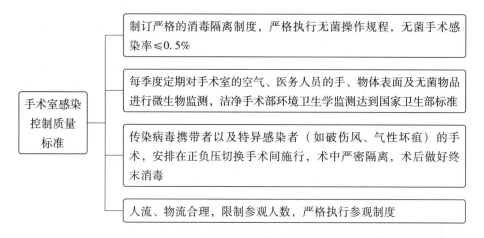

手术室感染控制质量标准

- 制订严格的消毒隔离制度，严格执行无菌操作规程，无菌手术感染率≤0.5%
- 每季度定期对手术室的空气、医务人员的手、物体表面及无菌物品进行微生物监测，洁净手术部环境卫生学监测达到国家卫生部标准
- 传染病毒携带者以及特异感染者（如破伤风、气性坏疽）的手术，安排在正负压切换手术间施行，术中严密隔离，术后做好终末消毒
- 人流、物流合理，限制参观人数，严格执行参观制度

三、洁净手术间质量标准

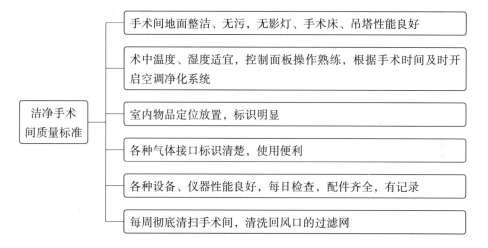

洁净手术间质量标准

- 手术间地面整洁、无污，无影灯、手术床、吊塔性能良好
- 术中温度、湿度适宜，控制面板操作熟练，根据手术时间及时开启空调净化系统
- 室内物品定位放置，标识明显
- 各种气体接口标识清楚，使用便利
- 各种设备、仪器性能良好，每日检查，配件齐全，有记录
- 每周彻底清扫手术间，清洗回风口的过滤网

四、刷手间质量标准

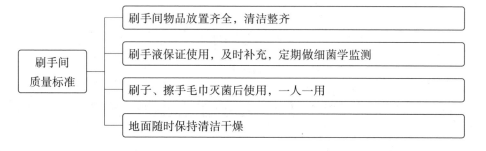

刷手间质量标准

- 刷手间物品放置齐全，清洁整齐
- 刷手液保证使用，及时补充，定期做细菌学监测
- 刷子、擦手毛巾灭菌后使用，一人一用
- 地面随时保持清洁干燥

五、器械室质量标准

器械室质量标准
- 择期手术通知单整理及时，准备择期和急诊手术的器械、敷料，及时准确
- 及时检查刷洗后回来的器械：数量、性能、完整性，打包高压灭菌后备用
- 定期检查各类手术器械：性能良好；器械关节灵活；无锈蚀等；随时保养，补充，更新，做好管理工作；特殊精密仪器应专人保管，损坏或丢失时，及时督促寻找，并及时与护士长联系
- 严格执行借物制度。特殊精密仪器须取得护士长同意，两人当面核对并签字后方能外借
- 室内外清洁整齐，包括器械柜内外整齐排列，有明显的标签
- 器械每半年保养一次
- 不能高压灭菌的物品，环氧乙烷灭菌后手术使用
- 小消毒锅内及时添加蒸馏水，每周换一次，清洁一次
- 每日午后及时检查无菌敷料室的过期物品
- 针盒及时添加和保管
- 每月及时配合保健科做一次器械、物品表面、护士医生的手的细菌培养采样

六、清洗室质量标准

清洗室质量标准
- 超声清洗机和灭菌机保证性能良好，使用有登记
- 每日更换超声清洗机的清洗液
- 保持清洗室地面、水池清洁干净，室内物品放置定位

七、无菌物品库质量标准

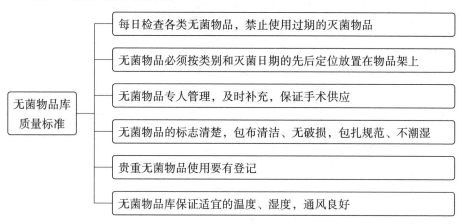

无菌物品库质量标准
- 每日检查各类无菌物品，禁止使用过期的灭菌物品
- 无菌物品必须按类别和灭菌日期的先后定位放置在物品架上
- 无菌物品专人管理，及时补充，保证手术供应
- 无菌物品的标志清楚，包布清洁、无破损，包扎规范、不潮湿
- 贵重无菌物品使用要有登记
- 无菌物品库保证适宜的温度、湿度，通风良好

八、敷料室质量标准

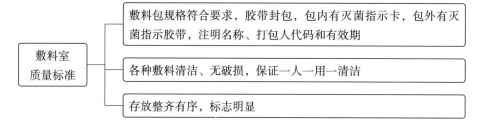

敷料室质量标准
- 敷料包规格符合要求，胶带封包，包内有灭菌指示卡，包外有灭菌指示胶带，注明名称、打包人代码和有效期
- 各种敷料清洁、无破损，保证一人一用一清洁
- 存放整齐有序，标志明显

九、更衣室质量标准

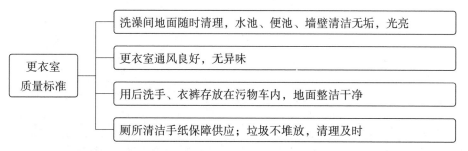

更衣室质量标准
- 洗澡间地面随时清理，水池、便池、墙壁清洁无垢，光亮
- 更衣室通风良好，无异味
- 用后洗手、衣裤存放在污物车内，地面整洁干净
- 厕所清洁手纸保障供应；垃圾不堆放，清理及时

十、功能区卫生质量标准

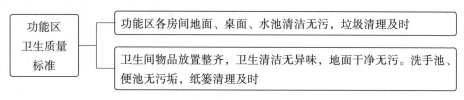

功能区卫生质量标准
- 功能区各房间地面、桌面、水池清洁无污，垃圾清理及时
- 卫生间物品放置整齐，卫生清洁无异味，地面干净无污。洗手池、便池无污垢，纸篓清理及时

续流程

功能区卫生质量标准
- 木地板清洁光亮，不堆放杂物，每月打蜡保养一次
- 拖鞋清洗、消毒浸泡及时，保证供给；用过的洗手衣裤、口罩、帽子整理及时不堆放
- 各区域拖布分开使用，悬挂存放

十一、污洗间质量标准

污洗间质量标准
- 污物分类标识明显，分类、定位放置
- 特殊感染手术用物和一般手术用物标识清楚，分开放置
- 病理标本存放有专用器具，标志清楚，有登记，专人送检
- 室内无卫生死角、无异味，墙壁、地面、水池清洁无污迹、无霉点
- 污物处理及时，不堆放
- 定时打扫卫生，保证室内清洁、整齐

十二、护士长工作质量标准

护士长工作质量标准
- 有良好的护士长素质，以身作则，严格执行各项规章制度，严格训练考核护士，做到一视同仁、奖罚分明，合理评价护理人员
- 根据上级标准及科内存在问题及时修改、健全规章制度，并认真贯彻执行
- 保证各班职责、日程、周程明确，规章制度和各项操作程序质量标准健全，有计划的考核
- 确保组织分工合理，严格执行查对制度，杜绝严重差错
- 各种敷料及贵重仪器有专人管理，使用时有交接制度，责任明确，并有记录

续流程

护士长工作质量标准

- 保持各种物品性能良好，物资定期请领，以保证各种手术需要
- 对新护士、进修生、实习护生有培训计划，每周有考核及小讲座，每月理论考试一次
- 设意见簿，定期征求医生及科室领导意见，及时解决问题

十三、总责工作质量标准

总责工作质量标准

- 有良好的护士素质，工作责任心强，有管理能力，能带头执行各项规章制度
- 定期检查指导护理人员的各项护理工作及质量标准
- 确保手术室分工工作落实到位，保证手术器械、敷料物品和仪器设施准备完善、供应及时
- 具有教学能力，做到有计划的业务培训，定期考核考试，有记录、有评价
- 准确统计工作量且上报及时，保证手术合理收费，不漏费和乱收费；保证手术室安全工作，确保手术无事故发生

十四、巡回护士工作质量标准

巡回护士工作质量标准

- 根据手术要求做好物品准备，保证性能良好，供应及时
- 进行术前访视，手术开始前能与患者有效沟通，了解患者的病情、手术名称、手术中所需的特殊用物等，术前准备充分完善
- 按照《接送患者核对单》上的内容与接患者的工作人员共同逐项核对
- 认真查对患者姓名、性别、年龄、住院号、所实施麻醉、手术部位等，妥善保存患者带来的各种物品

续流程

巡回护士
工作质量
标准

按照操作规范打开无菌器械台，供应无菌物品，协助医师正确穿手术衣

准确无误清点手术所需的器械、纱布、缝针等物品，任何物品不得遗留在患者体腔内，准确填写手术护理记录单并签名

与麻醉医师、术者三方共同对《手术安全核查表》上的项目逐项核查并签名；协助麻醉，根据手术要求安置手术体位，避免肢体受压及损伤

手术配合主动、准确，病情观察及时、详细，及时参加抢救工作

手术进行中，巡回护士及时、主动供应术中用物，观察病情变化（生命体征、出血量、输液情况）、尿量变化、电外科使用状况、穿刺部位及受压部位皮肤状况，在不影响手术情况下，活动受压部位

手术体位安置正确，患者安全舒适

关闭体腔前、后及手术结束时应与器械护士仔细清点、核对手术用物，准确无误后做好双登双签工作

认真执行清点制度，各种护理记录单记录及时、准确、无涂改

手术完毕整理手术间，物品归位，终末处理彻底

危重患者术后，麻醉医师、手术医师共同送危重术后患者回病房，与病房护士交清患者病情

各种表格书写完整、准确；中途交接班交接清楚。安全送患者回病房，与病房护士详细交接班

指导保洁员进行室间术后处理，符合规范要求

十五、洗手护士工作质量标准

洗手护士工作质量标准

- 评估患者情况，认真做好患者术前访视，根据手术需要及医生特殊要求充分做好术前准备工作
- 提前 15~30 分钟刷手，整理器械台、检查器械功能。不可因器械功能不良而影响手术
- 与巡回护士、手术第二助手一起清点器械、敷料、纱布纱垫、缝针、线卷等，要求数目准确无误
- 术中传递器械要主动、敏捷、准确。并监督其他手术人员无菌技术操作的执行
- 若术中出现大出血、心脏骤停等以外情况，及时和巡回护士联系，尽早备好抢救器械及物品
- 关闭胸、腹腔和缝合伤口前后，与巡回护士、手术医生共同细致清点器械、纱布、纱垫等，数目准确无误
- 切下的病理组织标本妥善保管，按标本处理制度执行
- 手术完毕协助擦净伤口及引流管周围的血迹，协助包扎伤口
- 严格遵守无菌技术操作原则，各项无菌技术操作符合标准
- 按规定交接、处理术后器械及物品

十六、器械护士工作质量标准

器械护士工作质量标准

- 器械准备齐全，每早检查无菌间器械包，保证供应、无过期
- 按手术通知单准备次日手术器械及相关用物，了解患者施行手术的名称及主刀医师对该手术的特殊要求，熟悉局部解剖和手术步骤
- 手术开始前能与患者有效沟通，核对手术患者姓名、床号、住院号、手术名称、手术部位

续流程

器械护士工作质量标准

- 术前和巡回护士共同清点纱布、纱布垫、器械、缝针、螺帽等数目及完整性
- 协助手术者做皮肤的消毒，铺置无菌单，严格遵守无菌操作原则
- 切开皮肤前，与手术组成员完成手术患者的术前复核程序，保证正确的患者、正确的手术、正确的部位
- 关闭体腔之前，与巡回护士共同清点纱布、纱布垫、器械、缝针、螺帽的数目及完整性。在与术前完全一致时，才能告知医师关闭体腔
- 关闭体腔后、手术结束时，再次和巡回护士清点纱布、纱布垫、器械、缝针、螺帽等数目及完整性。在与手术前的数目完全一致时，患者才能离开手术间
- 用过的器械要及时保养，包装功能良好。精细锐利的器械及贵重的器械应分别仔细处理，妥善存放无损坏
- 严格执行查对清点制度，做到三人三次查对、清点
- 严格执行消毒常规，器械包大小符合标准；器械间器械摆放整齐规范
- 标本处理及时妥善，不丢失
- 严格执行交接班制度，发现丢失及时追查。交接班有记录，及时维修损坏的器械，严格执行借物制度，缺损的器械及时上报护士长

十七、敷料护士工作质量标准

敷料护士工作质量标准

- 提前半小时上班，清点清洁敷料的数目，根据每日手术供应敷料、纱布、纱垫等
- 每日上午检查一次敷料柜，无过期敷料
- 手术开始后，负责到各手术间收取包布、盖布等，并按要求折好。每周征求手术医生意见一次
- 每半年清点敷料一次，每月报废敷料一次

十八、消毒护士工作质量标准

依据工作需要，消毒护士班分为两个班次，即上午班、下午班。

1. 上午班

上午班

- 每日清洁全自动清洗机，检查添加酶清洗剂、润滑油，按流程打开清洗机，保持清洗机的洁净，操作符合流程要求

- 每日对预真空灭菌锅进行预真空试验，每周一次漏气试验，试验包规范结果达标

- 掌握消毒灭菌的概念、各种效果监测方法、操作方法及注意事项

- 清点夜班手术器械，清洗打包，发现缺少器械及时查询，不宜使用器械及时更换，打器械包时包内放器械卡、灭菌指示卡，包外贴指示胶带，注明名称、有效期，签名

- 清点各类清洁布类敷料，分类打包，包布无破损，包内放灭菌指示卡，包外贴指示胶带，注明有效期及名称，签名

- 准备弹力绷带、绷带、平纱布、妇科纱条、大纱布、大纱垫、小开刀巾、静脉切开包、缝合包、腹腔镜等，保证手术使用

- 及时清收当日手术器械及特殊用物，电钻用后用除锈剂清洗干净，灭菌备用，用后电池及时充电，所有管腔管道冲洗干净。器械性能完好，满足手术需求

- 制作准备手术所需的花生米、纱条、小鱼、肾托、乳胶管、棉片、培养管、气管套管、刀片、笔、棉球等，保证手术使用

- 封装环氧乙烷灭菌物品并及时灭菌，按要求填灭菌有效期，封口严密，灭菌物品合格达标

- 完成过氧化氢等离子灭菌物品的操作，封装正确，操作规范，灭菌效果达标，登记及时

- 环氧乙烷灭菌间清洁整齐

- 清洁大小超声清洗机，按要求进行保养维护，保证正常使用

续流程

上午班
- 定期检查耗材有效期，及时请领，保证正常使用
- 过期物品按要求重新打包、灭菌，准备次日手术所需的敷料、器械包，保证正常使用
- 做好实习进修生的带教工作，完成计划内容

2. 下午班

下午班
- 清点当日手术器械及特殊用物，按流程要求上机清洗、打包，发现缺少及时查询，损坏器械及时更换，电钻用后用除锈剂清洗干净灭菌备用，用后电池及时充电，所有管腔管道冲洗干净。器械包内放器械卡、灭菌指示卡，包外贴指示胶带，注明名称、有效期并签名，器械性能完好，满足手术需求
- 制作准备手术所需花生米、纱条、小鱼、肾托等，保证手术使用
- 准备弹力绷带、绷带、平纱布、妇科纱条、大纱布、大纱垫、小开刀巾及脑包针、静脉切开包、缝合、腹腔镜等，保证手术使用
- 封装环氧乙烷灭菌物品并及时灭菌，按要求填灭菌有效期，封口严密，灭菌物品合格达标
- 环氧乙烷灭菌每日登记，灭菌间清洁整齐
- 完成过氧化氢等离子灭菌物品的操作，封装规范，操作正确，灭菌效果达标，登记及时
- 清洁区紫外线消毒，每日 1 次，每次 1 小时，并登记，紫外线强度达标，灯管及时更换
- 检查敷料损耗情况，及时添加，保证供应
- 定期检查耗材有效期，及时请领，保证正常使用
- 每周五大扫除一次，保持环境的清洁整齐

十九、夜班护士工作质量标准

夜班护士工作质量标准

- 接班准时、洗手衣裤及拖鞋管理到位、准时清点物品并及时记录签名
- 夜间安全管理到位：水、电、门窗、电梯门、钥匙、意见本、微波炉、电暖器、环境等
- 接患者区的外出衣裤、鞋调整及时
- 需手术交接时，当场交接（白班、夜班巡回护士及洗手护士四人）同时清点器械、敷料并及时记录
- 坚守岗位，不外出会客，与手术无关人员未进入（包括洗澡），大门随时加锁，出入使用电铃
- 次日手术房间器械、敷料物品的准备及检查到位
- 每晚和次晨空气消毒及临时终末消毒及时，准确，记录及时
- 意见本和护士办公室的共用笔检查及添加及时。准时打开东、西侧电梯门
- 每周日晚手术房间的终末消毒及时、准确，记录及时。每月的空气培养采样及时、准确，记录及时
- 夜班的清洁工作（值班室、办公室）及时、到位。凡本班职责范围内的工作一律在本班完成，特殊情况例外
- 每晨下班前，巡视各手术间的清洁、整齐、安全情况，详细书写交班报告
- 术晨每个手术间温、湿度调整到位。夜班期间使用器械清洗操作规范、及时、到位，二人核对无误后包装及时、准确。器械清洗质量检测登记及时、准确

二十、值班护士工作质量标准

```
┌──────────┐    ┌─────────────────────────────────────────────┐
│          │────│ 提前 15 分钟上班，与值班护士交接清点机动柜内的物品、急救器    │
│          │    │ 械包、抢救车等                                    │
│          │    └─────────────────────────────────────────────┘
│          │    ┌─────────────────────────────────────────────┐
│          │────│ 每日做好消毒液监测并做相应的记录                      │
│ 值班护士  │    └─────────────────────────────────────────────┘
│ 工作质量  │    ┌─────────────────────────────────────────────┐
│ 标准     │────│ 每日负责急诊手术的安排工作，并做好抢救手术患者交班报告的   │
│          │    │ 书写及手术登记                                    │
│          │    └─────────────────────────────────────────────┘
│          │    ┌─────────────────────────────────────────────┐
│          │────│ 每日负责手术的收费、核对工作，做到不多收、不漏收          │
│          │    └─────────────────────────────────────────────┘
│          │    ┌─────────────────────────────────────────────┐
│          │────│ 掌握常规手术的进展情况，遇有手术意外及时通知护士长，并组    │
│          │    │ 织人员协助抢救                                    │
│          │    └─────────────────────────────────────────────┘
│          │    ┌─────────────────────────────────────────────┐
│          │────│ 督促工人送当天标本，并负责检查标本送检情况              │
└──────────┘    └─────────────────────────────────────────────┘
```

二十一、总务护士工作质量标准

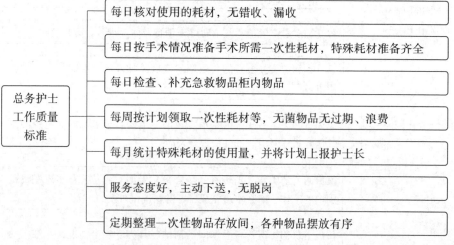

```
┌──────────┐    ┌─────────────────────────────────────────────┐
│          │────│ 每日核对使用的耗材，无错收、漏收                      │
│          │    └─────────────────────────────────────────────┘
│          │    ┌─────────────────────────────────────────────┐
│          │────│ 每日按手术情况准备手术所需一次性耗材，特殊耗材准备齐全     │
│          │    └─────────────────────────────────────────────┘
│          │    ┌─────────────────────────────────────────────┐
│          │────│ 每日检查、补充急救物品柜内物品                       │
│ 总务护士  │    └─────────────────────────────────────────────┘
│ 工作质量  │    ┌─────────────────────────────────────────────┐
│ 标准     │────│ 每周按计划领取一次性耗材等，无菌物品无过期、浪费          │
│          │    └─────────────────────────────────────────────┘
│          │    ┌─────────────────────────────────────────────┐
│          │────│ 每月统计特殊耗材的使用量，并将计划上报护士长             │
│          │    └─────────────────────────────────────────────┘
│          │    ┌─────────────────────────────────────────────┐
│          │────│ 服务态度好，主动下送，无脱岗                         │
│          │    └─────────────────────────────────────────────┘
│          │    ┌─────────────────────────────────────────────┐
│          │────│ 定期整理一次性物品存放间，各种物品摆放有序              │
└──────────┘    └─────────────────────────────────────────────┘
```

二十二、接手术患者的质量标准

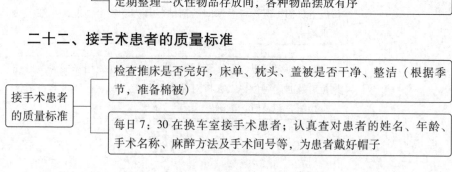

```
┌──────────┐    ┌─────────────────────────────────────────────┐
│          │────│ 检查推床是否完好，床单、枕头、盖被是否干净、整洁（根据季    │
│ 接手术患者 │    │ 节，准备棉被）                                    │
│ 的质量标准 │    └─────────────────────────────────────────────┘
│          │    ┌─────────────────────────────────────────────┐
│          │────│ 每日 7：30 在换车室接手术患者；认真查对患者的姓名、年龄、  │
│          │    │ 手术名称、麻醉方法及手术间号等，为患者戴好帽子           │
└──────────┘    └─────────────────────────────────────────────┘
```

续流程

持《接送患者核对单》，推床至病房。与病房护士沟通，了解术前准备工作是否完成；取病历，查看病历内有无交叉配血检查及领血申请单

与病房护士对照"接送患者核对单"的内容，逐项核对无误后，将推床推至病床边

将患者安全送到每个手术间，做好患者心理护理，减少恐惧，取舒适卧位，防止坠床

呼唤患者姓名、床号，向患者问好，嘱患者取下义齿、助听器、首饰、贵重物品，交家属或值班护士

特殊用物，如术中用药、X线片、CT片等，随患者一起带入手术室

随时巡视各手术间患者，及时观察病情变化

接手术患者的质量标准

协助患者移至推床上，嘱患者躺好，盖好被子，固定好约束带，若为儿童、昏迷、老龄患者，则要特别注意安全（酌情让家属陪伴，危重患者有医师护送）

患者接至手术室，推进指定手术间

推床尽可能靠近手术床，固定推床后，协助患者移至手术床，嘱患者不要紧张，不要随意移动身体，以防坠床，必要时以约束带保护

对小儿、老年患者、神志不清或有心脏病等病情危重的手术患者，护士要在旁边守护，及时与麻醉师和巡回护士联系，不可将患者独自置于手术室

按需要给予枕头和盖被，病历放于手术床头，其他用物放于手术间壁柜内

二十三、送手术患者的质量标准

送手术患者的质量标准

- 妥善固定好各种引流管并保持有效通畅，遮盖患者，与医生麻醉师一起将患者抬至平车上，上好腹带，穿好病号服，盖好毛毯将平车护板上好
- 防止患者坠床，协助麻醉师拔除连续硬膜外管
- 检查术中全身皮肤有无损伤包括受压情况、负极部位、碘酒涂擦部位，并保持皮肤的清洁无血迹分泌物
- 局部麻醉及无麻醉患者由巡回护士送回病房，其他麻醉患者待病情允许后，由麻醉师和巡回护士共同护送回病房
- 护送途中注意观察病情和各种管道通畅，防止管道脱落，同时注意给患者保暖，对神志不清患者加强安全防护
- 与病房护士共同将患者抬至病床上，注意病情观察，保护各种管道通畅及安全，并向病房护士交班，全身皮肤情况后遮盖好患者
- 妥善安置患者后向病房护士床头交接：①患者的麻醉方式、术式；②出入量、输血量、输液量、尿量、引流量；③各种管道交班；④各种物品交班、病志、腹带、X线片、血标本
- 向患者家属作术后护理指导，术后注意事项，包括禁食、水，术后体位，导管、尿管固定要点等
- 整理物品，将手术室物品带回，如平车、轮椅、毛毯等物品

二十四、手术器械处理工作质量标准

手术器械处理工作质量标准

- 手术结束时，器械护士与器械清洗人员对点手术器械，核实数目及完整性
- 器械按原卫生部《消毒技术规范》进行清洗、润滑、烘干。在放大镜下检查器械的清洗质量

续流程

手术器械处理工作质量标准
- 选择符合要求的包布两块，铺置于清洁、干燥的打包台上
- 将整篮器械置于包布上进行分类整理，经两人核对无误后，将化学指示卡置于包的中心位置（注意：不直接接触金属）
- 打包要松紧适宜，注明器械包的名称、灭菌日期、失效日期及签名（双人核对，名称要准确，签名要清晰、可辨认）。若为急需器械，告知消毒员优先灭菌
- 消毒员在装锅时注明锅号及锅次
- 灭菌完成后，消毒员将器械分类放置于灭菌物品存放间
- 护士根据手术需要在灭菌物品存放间取用，取用时核对名称、失效期及包装状况

二十五、术中无菌物品的工作质量标准

1. 一次性用物

一次性用物
- 递送前检查名称，包装完好在有效期内，无潮湿破损，不漏气
- 开一次性用物外包装时，不得污染内层包装
- 投放物品时，不得跨越无菌区，可由器械护士直接拿取，注意外包装不可污染器械护士手套，或用无菌持物钳夹取

2. 无菌包内用物

无菌包内用物
- 开包前检查名称，包布是否在有效期内及指示胶带有无变色，是否有潮湿、松散、破损的情况
- 符合要求则置于平整、清洁的双层器械台上
- 外层包布用手打开，内层包布用无菌持物钳打开
- 如整包器械均使用，可由器械护士直接取用。如须保留其他用物，则由巡回护士用无菌持物钳取用，余下用物包好后还原，6小时内有效

3. 裸露灭菌的小件器械

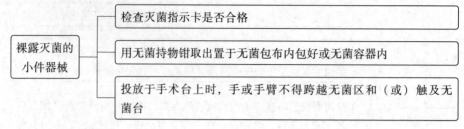

裸露灭菌的小件器械 ——

- 检查灭菌指示卡是否合格
- 用无菌持物钳取出置于无菌包布内包好或无菌容器内
- 投放于手术台上时，手或手臂不得跨越无菌区和（或）触及无菌台

4. 液体类用物

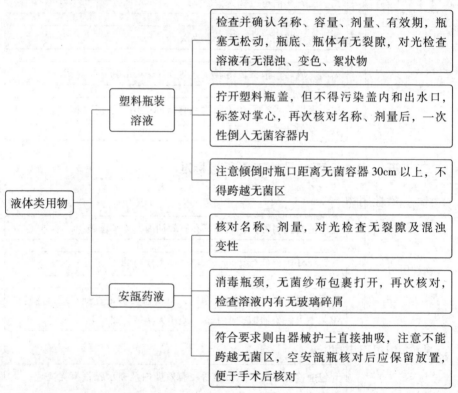

液体类用物 ——

塑料瓶装溶液 ——
- 检查并确认名称、容量、剂量、有效期，瓶塞无松动，瓶底、瓶体有无裂隙，对光检查溶液有无混浊、变色、絮状物
- 拧开塑料瓶盖，但不得污染盖内和出水口，标签对掌心，再次核对名称、剂量后，一次性倒入无菌容器内
- 注意倾倒时瓶口距离无菌容器 30cm 以上，不得跨越无菌区

安瓿药液 ——
- 核对名称、剂量，对光检查无裂隙及混浊变性
- 消毒瓶颈，无菌纱布包裹打开，再次核对，检查溶液内有无玻璃碎屑
- 符合要求则由器械护士直接抽吸，注意不能跨越无菌区，空安瓿瓶核对后应保留放置，便于手术后核对

5. 无菌容器内用物

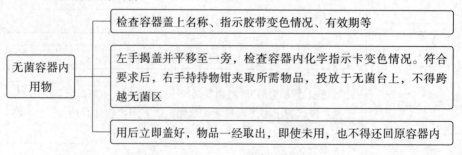

无菌容器内用物 ——

- 检查容器盖上名称、指示胶带变色情况、有效期等
- 左手揭盖并平移至一旁，检查容器内化学指示卡变色情况。符合要求后，右手持持物钳夹取所需物品，投放于无菌台上，不得跨越无菌区
- 用后立即盖好，物品一经取出，即使未用，也不得还回原容器内

二十六、手术标本管理工作质量标准

手术标本管理工作质量标准

- 术中取下的任何组织均应视为标本，器械护士应妥善保管，及时与医师沟通，确定标本性质
- 手术完毕，巡回护士根据标本大小，选择相应大小的标本袋或标本瓶，按要求封装
- 巡回护士协助手术医师脱下手术衣、手套后，与医师一同将标本携至标本室，袋或瓶内加入适量10%甲醛溶液
- 手术医师填好病理申请单、标本送检登记表，剪下申请单上号码夹于两层塑料袋之间或贴于标本瓶外。器械护士与手术医师共同核对相关内容，确认无误后方可签名
- 器械护士与标本管理人员再次逐项核对，确认无误，签名，并将标本放于标本柜相应位置，锁好
- 标本送检需每日三次。由标本管理人员（专人）将标本、病理申请单、标本送检登记表一并送至病理室，病理室核对并在标本送检登记表上签字确认。有病理室签收的标本送检登记表由手术室存档
- 标本柜钥匙由标本管理人员专人保管，夜班和节假日由各值班组长负责保管，并做好交接班。交接班内容包括标本柜钥匙、标本名称、标本数量、患者例数、申请号及签名等情况，确认无误后方可签名，若发现问题及时反映

二十七、夜班（值班）护士工作质量标准

夜班（值班）护士工作质量标准

- 接班准时、洗手衣裤及拖鞋管理到位、准时清点物品并及时记录签名
- 夜间安全管理到位：水、电、门窗、电梯门、钥匙、意见本、微波炉、电暖器、环境等
- 接患者区的外出衣裤、鞋调整及时

续流程

夜班（值班）护士工作质量标准

- 需手术交接时，当场交接（白班、夜班、巡回护士及洗手护士四人）同时清点器械、敷料并及时记录
- 坚守工作岗位，不外出会客，与手术无关人员未进入（包括洗澡），大门随时加锁，出入使用电铃
- 次日手术房间器械、敷料物品的准备及检查到位
- 每晚和次晨空气消毒及临时终末消毒及时、准确，记录及时
- 意见本和护士办公室的共用笔检查及添加及时；准时打开东、西侧电梯门
- 每周日晚手术房间的终末消毒及时、准确，记录及时。每月的空气培养采样及时、准确，记录及时
- 夜班的清洁工作（值班室、办公室）及时、到位。凡本班职责范围内的工作一律在本班完成，特殊情况例外
- 每晨下班前，巡视各手术间的清洁、整齐、安全情况，详细书写交班报告
- 术晨每个手术间温、湿度的调整到位。夜班期间使用器械清洗操作规范、及时、到位，二人核对无误后包装及时、准确。器械清洗质量检测登记及时、准确

二十八、门厅人员工作质量标准

门厅人员工作质量标准

- 严格遵守手术室服务规范，文明礼貌服务，进出手术室按规定着装
- 和夜班护士清点钥匙并交接班，数量符合，有缺少及时追查
- 严格遵守劳动纪律，按时上下班，做好交接工作，上班坚守岗位，不得擅自离开。上班时间不得干私活、聊天、看报纸
- 检查借出物品归还情况及归还物品是否齐全，物品催还及时，有疑问及时查清

续流程

整理护士站抽屉及台面，打开显示屏幕及音响设备，抽屉台面清洁整齐，显示屏运转正常，背景音乐轻柔舒畅

服从护士长的管理，团结同事，遵章守纪

做好钥匙发放前的准备工作，钥匙充足、够用、完好

做好洗手衣、拖鞋管理，发放工作。按要求根据胸卡发放，做到一人一柜一套衣鞋，并按发放数目及时收回

检查洗手衣、口罩、帽子、拖鞋是否到位及够用。发现问题及时沟通，保证供应

门厅人员工作质量标准

做好内外工作联系，做好记录及传达工作，信息传递规范到位，不影响工作

做好拖鞋清洁消毒工作，掌握含氯消毒剂消毒液使用浓度、配置方法、浸泡时间，确保消毒效果

对于参加手术的工作人员要按手术通知单发放钥匙、衣帽等物品，严格控制人数。对于实习同学、进修人员等及时与护士长沟通，按规定发放物品，不得擅自发放

做好门厅、拖鞋刷洗间卫生清洁工作，保持衣柜、鞋柜整洁干燥，不得放私人物品

接待门诊预约手术和急诊手术，通知急诊人员安排，态度和蔼，通知及时；禁止非手术人员进手术室洗澡

二十九、保洁员工作质量标准

保洁员工作质量标准

着装整齐规范，穿戴符合要求

保持各区域卫生清洁，地面干净无污垢，垃圾处理及时

严格遵守劳动纪律，按时上下班，做好交接工作，上班坚守岗位，不得擅自离开。上班时间不得干私活、聊天、看报纸

续流程

保洁员工作质量标准
- 保洁工具定位放置，保持清洁、干爽
- 严格遵守消毒隔离工作，掌握所用含氯消毒剂消毒液、酶洗液的浓度、使用注意事项、配制方法等，并按规定更换
- 每台手术结束后，及时回收污染敷料及废物，认真刷洗污物桶、吸引器瓶等，及时送回手术间，特殊感染患者使用的物品要按有关规定进行处理
- 及时将烘干的器械送回器械间，送回途中注意稳妥放置，放置碰撞、积压和丢失
- 各区域拖布分开使用，悬挂放置
- 做好器械洗涤间清洁工作，清洗槽及时清理，保持清洁，防止下水道阻塞；做好针头、刀片、注射器、纱布、棉球消毒处理及回收工作
- 垃圾分类、标识清楚、袋装、规范化处理
- 做好夜班值班工作，及时安全接送急诊患者，管理好各个大门，手术期间在护士站负责接听电话，及时与手术间护士联系

三十、收费人员工作质量标准

收费人员工作质量标准
- 负责每日手术预约、手术费用的录入等工作。录入时认真核对每例患者的住院号及所输入费用项目等，确保准确无误
- 检查核实前一天门急诊患者费用落实情况，无漏费、错收
- 统计前一天择期及急诊手术总数，并将择期手术排班表送交门口护士站，统计准确及时
- 核对检查手术患者收费记录单，发现不符合或不当及时检查更正，高值耗材数量与记账、收费吻合，申请手术名称和实际手术方式一致

续流程

费用录入后必须和值班护士核对准确，不得擅自修改费用或退费，如输血错误需退费必须经护士长同意，并详细记录退费经过

打印次日手术通知单及药品请领单，及时输入手术中急需的药品，并负责领取

收费人员工作质量标准

检查贵重高值耗材基数，并及时通知供应护士补足基数，保证手术间使用

定期将所有已经录入的手术通知单分类，并进行相关费用的统计；月底协助护士长做好手术统计报表工作

妥善保管收费单，以备查对

三十一、代班护士职责标准

早晨在交班前，按照点班本内容及时将物品清点好，及时登记在点班本上，并及时盖章

当天未安排择期手术的，主动分别于两侧接患者区帮助接患者

接完患者后，主动协助全麻手术、需摆体位的手术、较大手术的开台、接台手术送术后患者工作

代班护士职责标准

随时准备接急诊手术，接到手术通知单位立刻做术前准备的各项工作。抢救物品准备，器械、敷料准备充分

主动协助护士长对手术室环境进行管理，发现问题及时与责任者联系

及时将当日急诊、择期统计写入交班本

值班期间手术室的安全工作到位

值班人员，不擅自离开岗位

三十二、新生（护士）标准

新生（护士）标准
- 遵守劳动纪律，严格遵守手术室的各项规章制度
- 熟悉敷料的名称、折叠方法、常用器械的名称
- 在带教老师的指导下做各项操作，遇到问题做到不懂就问
- 坚守岗位，随时准备接受手术。提前熟悉手术步骤、器械、相关内容。在老师的指导下做好手术的配合工作
- 平时加强理论学习，善于总结，虚心请教
- 科内分管的工作要认真完成

三十三、主管护师职责标准

主管护师职责标准
- 服从科护士长、护士长及本科室主任护师领导
- 对科室护理质控中发现的问题及时解决
- 主动指导本科室的护理查房和护理会诊，对护理业务给予具体指导
- 对本科室发生的护理差错、护理事故及时进行分析鉴定，并提出防范措施
- 主动组织护理学院学生和护校学生的临床实习，积极讲课，及时考核和评定成绩
- 参与制定本科室护理科研工作，积极撰写具有一定水平的护理论文及科研文章
- 积极协助本科室护士长做好行政管理和队伍建设工作

第四章

手术室安全管理规范

第一节 应急预案与处理流程

一、手术患者呼吸、心脏骤停的应急预案与处理流程

1. 应急预案

（1）心肺复苏

1）胸外心脏按压

胸外心脏按压

- 患者仰卧于硬板床或地板上，头偏向一侧，保持呼吸道通畅
- 胸骨中下段重拳叩击 1 次
- 操作者左手掌根置于胸骨中下段 1/3 处，右手压于左手背上，掌根重叠，双臂垂直按压胸部并借操作者的体重向脊柱方向带有冲击性地按压，按压深度至少 5cm，频率至少 100 次/分
- 若为小儿，只用掌根按压即可，新生儿可用 2~3 指的压力按压（不可用力过猛、过大，避免肋骨骨折）
- 挤压与放松各占 50%，按压力度要均匀，每次按压后必须完全解除压力，胸部回到正常位置
- 胸外心脏按压的同时，给予人工呼吸，比例为 30:2，在进行人工呼吸时应暂停按压

2）控制呼吸

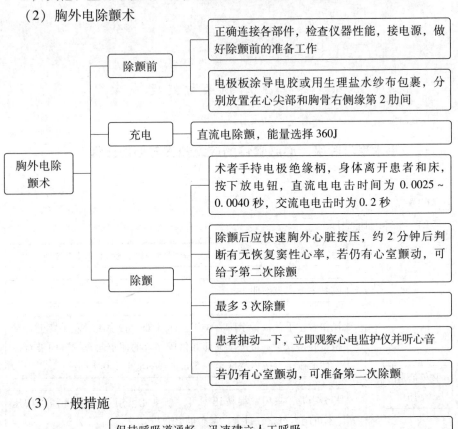

控制呼吸
- 将面罩紧贴于患者口鼻上或将呼吸器与气管插管套管相接，间歇、节律地挤压呼吸囊（一次700~1000ml气体），形成被动吸气后呼气，10~12L/min，可持久、有效的人工呼吸，适合现场抢救
- 气管内插管后机械通气，以机械方式进行人工呼吸，特别适用于无自主呼吸或自主呼吸极微弱、肺泡通气不足、急性呼吸窘迫综合征等

3）其他：监听呼吸的声音，保持管道通畅，防止扭曲或呼吸道梗阻。

（2）胸外电除颤术

胸外电除颤术
- 除颤前
  - 正确连接各部件，检查仪器性能，接电源，做好除颤前的准备工作
  - 电极板涂导电胶或用生理盐水纱布包裹，分别放置在心尖部和胸骨右侧缘第2肋间
- 充电
  - 直流电除颤，能量选择360J
- 除颤
  - 术者手持电极绝缘柄，身体离开患者和床，按下放电钮，直流电电击时间为0.0025~0.0040秒，交流电电击时为0.2秒
  - 除颤后应快速胸外心脏按压，约2分钟后判断有无恢复窦性心率，若仍有心室颤动，可给予第二次除颤
  - 最多3次除颤
  - 患者抽动一下，立即观察心电监护仪并听心音
  - 若仍有心室颤动，可准备第二次除颤

（3）一般措施

一般措施
- 保持呼吸道通畅，迅速建立人工呼吸
- 迅速建立静脉输液通道。若穿刺困难，立即协助医生做中心静脉置管或静脉切开
- 严格医嘱用药，口头医嘱必须复述一次后方可执行。加药用的注射器，用标签纸注明药品名称，防止配伍禁忌；液体包装袋，应在其表面注明内含药名、剂量，以便控制输液速度；药袋、安瓿等需保留至抢救停止，以便查对和统计

续流程

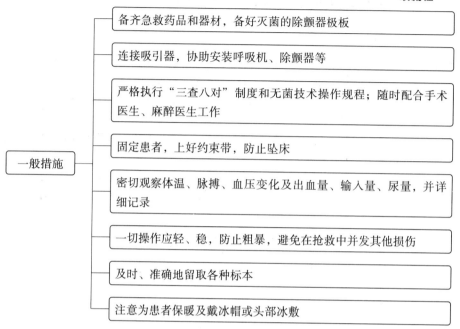

备齐急救药品和器材，备好灭菌的除颤器极板

连接吸引器，协助安装呼吸机、除颤器等

严格执行"三查八对"制度和无菌技术操作规程；随时配合手术
医生、麻醉医生工作

固定患者，上好约束带，防止坠床

密切观察体温、脉搏、血压变化及出血量、输入量、尿量，并详
细记录

一切操作应轻、稳，防止粗暴，避免在抢救中并发其他损伤

及时、准确地留取各种标本

注意为患者保暖及戴冰帽或头部冰敷

一般措施

2. 处理流程

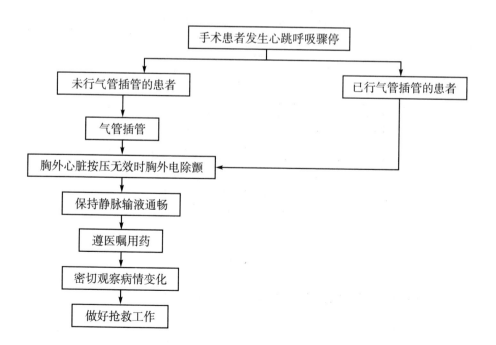

手术患者发生心跳呼吸骤停

未行气管插管的患者

已行气管插管的患者

气管插管

胸外心脏按压无效时胸外电除颤

保持静脉输液通畅

遵医嘱用药

密切观察病情变化

做好抢救工作

二、手术患者误吸的应急预案与处理流程

1. 应急预案

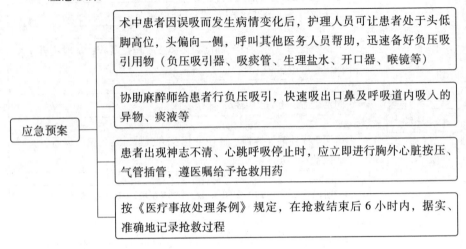

应急预案

- 术中患者因误吸而发生病情变化后，护理人员可让患者处于头低脚高位，头偏向一侧，呼叫其他医务人员帮助，迅速备好负压吸引用物（负压吸引器、吸痰管、生理盐水、开口器、喉镜等）
- 协助麻醉师给患者行负压吸引，快速吸出口鼻及呼吸道内吸入的异物、痰液等
- 患者出现神志不清、心跳呼吸停止时，应立即进行胸外心脏按压、气管插管，遵医嘱给予抢救用药
- 按《医疗事故处理条例》规定，在抢救结束后 6 小时内，据实、准确地记录抢救过程

2. 处理流程

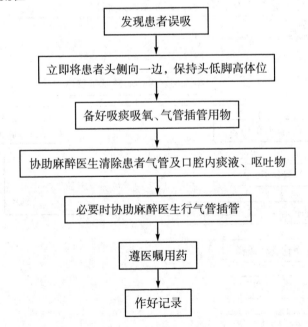

发现患者误吸

↓

立即将患者头侧向一边，保持头低脚高体位

↓

备好吸痰吸氧、气管插管用物

↓

协助麻醉医生清除患者气管及口腔内痰液、呕吐物

↓

必要时协助麻醉医生行气管插管

↓

遵医嘱用药

↓

作好记录

三、术中大出血的应急预案与处理流程

1. 应急预案

应急预案

评估周围血管情况和已开放静脉通道。迅速建立多条静脉通道，尽快补充液体。尽快配血、取血，输注血液制品。必要时协助医生静脉切开或深静脉置管输液，应先快后慢，避免过快、过多引起心力衰竭和肺水肿等并发症

估出血原因、部位、出血量，压迫止血，必要时洗手护士配合手术医师修补损伤出血处，彻底止血

巡回护士遵医嘱给予止血药物（如酚磺乙胺、止血芳酸、立止血等）和（或）血液制品（如新鲜冰冻血浆、冷沉淀、血小板等），必要时加压输血

迅速、准确执行医嘱，口头医嘱重复两遍后确认无误可用药。空安瓿或药瓶留下待抢救结束后备查。纠正酸碱平衡失调，及时抽取血气分析。观察并准确评估出血量、尿量、补液量，观察补液速度和输血情况

报告护士长组织抢救，备好特殊手术器械和用物，如静脉切开包、血管夹显微器械、血管缝线、深部止血钳、止血胶、止血绫等

血压过低时做好心脏骤停的抢救准备，及时完成护理记录，医嘱签字

2. 处理流程

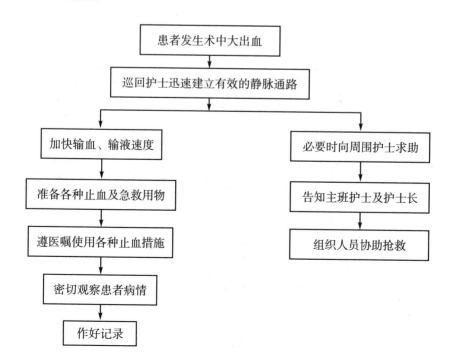

四、术中发生患者坠床的应急预案与处理流程

1. 应急预案

应急预案

一旦患者不慎发生坠床时，护士应立即到患者身边，检查患者坠床时的着力点，迅速查看全身状况和局部受伤情况，初步判断有无危及生命的症状、骨折或肌肉、韧带损伤等情况，并取合适体位。立即通知医师及护士长，伤情严重者立即通知家属做好善后工作

配合医师对患者进行检查，根据伤情采取必要的急救措施。经医师检查后再搬动患者，必要时请专科医师会诊或行 X 线检查，及时治疗

加强巡视至病情稳定。巡视中严密观察病情变化，发现病情变化及时向医师汇报

及时、准确记录病情变化，认真做好交接班。在手术室差错事故记录本上客观记录事件发生的原因、经过、患者受伤情况和处理措施，留手术室备查

术后随访，追踪患者转归情况

2. 处理流程

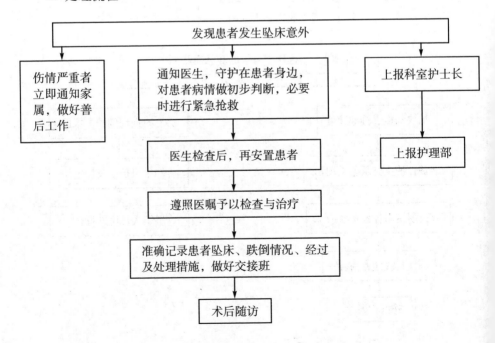

3. 注意事项

注意
事项

- 转移患者时应固定推车，输液管路、各种导管应被妥善保护，在相关人员的协同下将患者轻柔、平稳转移，全麻及椎管内麻醉的手术患者可使用过床易等工具辅助转移，防止拖拽

- 在手术部进行麻醉复苏的手术患者，为预防患者苏醒期躁动坠床，宜将术后患者转移至手术推车上复苏，利用护栏与约束带保护，手术医生、手术护士、麻醉医生均必须同时看护患者，不能离开手术间

- 接送手术患者的推车应用备有约束带和（或）护栏

- 定期检查维护患者转运推车及手术床并记录

- 将患者转至手术床后立即采取保护措施，并须有医务人员照护。小儿、昏迷患者、麻醉后苏醒期患者必须重点采取妥善的固定措施，防止坠床

五、术中发生患者皮肤压疮的应急预案与处理流程

1. 应急预案

应急
预案

- 手术前患者进入手术室，在麻醉和手术开始前应仔细询问并全面检查患者的皮肤状况，如有破损、红、肿、炎症、化脓等异常情况，巡回护士应在护理记录单上详细描述部位、个数、大小、色泽、性状、程度和等级，并评估手术中可能受压的部位及防护措施并告知家属

- 发现压疮后，应尽可能去除压力源

- 遵医嘱妥善处理压疮局部创面，必要时请皮肤科医师会诊，遵医嘱采取有效措施

- 发生压疮后，巡回护士在《手术护理记录单》上详细、客观地记录事件发生的原因、皮肤损伤情况及处理措施。巡回护士和主刀医师应签全名

- 填写压疮或皮肤损伤情况登记表，按规定上报护理部等部门

- 与主管医师、病房护士交接班

- 在手术室差错事故记录本上客观记录事件发生的原因、经过、受伤情况和处理措施

- 术后应随访，追踪患者压疮或皮肤损伤的转归情况

2. 处理流程

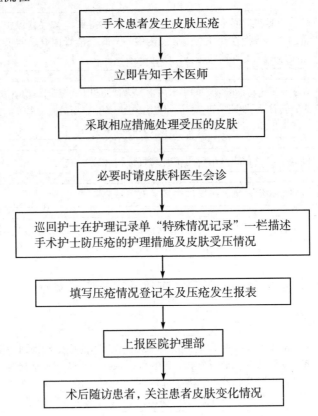

手术患者发生皮肤压疮

↓

立即告知手术医师

↓

采取相应措施处理受压的皮肤

↓

必要时请皮肤科医生会诊

↓

巡回护士在护理记录单"特殊情况记录"一栏描述手术护士防压疮的护理措施及皮肤受压情况

↓

填写压疮情况登记本及压疮发生报表

↓

上报医院护理部

↓

术后随访患者，关注患者皮肤变化情况

六、术中发生输血反应的应急预案与处理流程

1. 应急预案

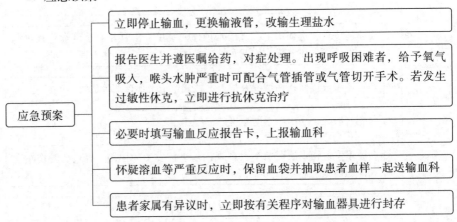

应急预案

立即停止输血，更换输液管，改输生理盐水

报告医生并遵医嘱给药，对症处理。出现呼吸困难者，给予氧气吸入，喉头水肿严重时可配合气管插管或气管切开手术。若发生过敏性休克，立即进行抗休克治疗

必要时填写输血反应报告卡，上报输血科

怀疑溶血等严重反应时，保留血袋并抽取患者血样一起送输血科

患者家属有异议时，立即按有关程序对输血器具进行封存

2. 处理流程

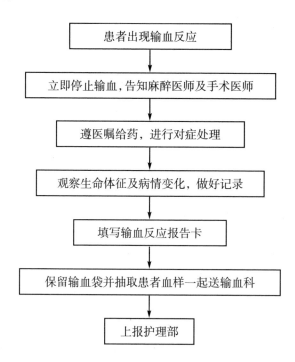

七、术中发生输液反应的应急预案与处理流程

1. 应急预案

一旦发生输液反应，不要拔掉静脉针头，一定保留好静脉通道，以备抢救用药。换上一套新的输液器管道及与原液体性质不同的液体，并观察生命体征

报告医生并遵医嘱给药，对症处理。高热者给予物理降温，并按医嘱使用抗过敏药物，保留剩余溶液及输液瓶等备查。如患者发生急性肺水肿，应立即停止输液或减慢输液速度，按肺水肿预案处理

应急预案

血压下降，有休克表现时应按抗休克抢救，必要时行心肺复苏

记录患者生命体征、一般情况和抢救过程

及时报告医院感染科、药剂科、消毒供应中心、护理部

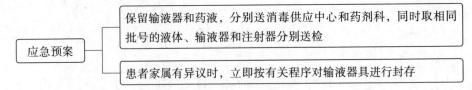

续流程

应急预案 —— 保留输液器和药液，分别送消毒供应中心和药剂科，同时取相同批号的液体、输液器和注射器分别送检

—— 患者家属有异议时，立即按有关程序对输液器具进行封存

2. 处理流程

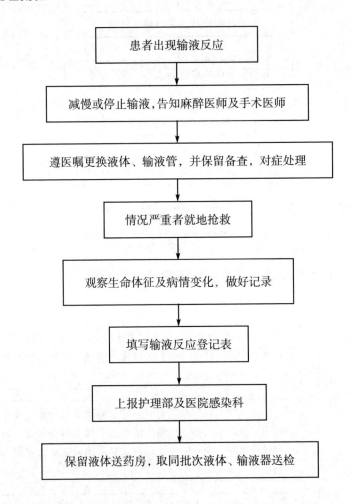

患者出现输液反应

↓

减慢或停止输液，告知麻醉医师及手术医师

↓

遵医嘱更换液体、输液管，并保留备查，对症处理

↓

情况严重者就地抢救

↓

观察生命体征及病情变化，做好记录

↓

填写输液反应登记表

↓

上报护理部及医院感染科

↓

保留液体送药房，取同批次液体、输液器送检

八、术中发生麻醉突发事件的应急预案与处理流程

1. 应急预案

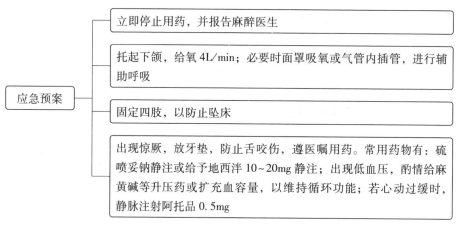

应急预案

立即停止用药，并报告麻醉医生

托起下颌，给氧 4L/min；必要时面罩吸氧或气管内插管，进行辅助呼吸

固定四肢，以防止坠床

出现惊厥，放牙垫，防止舌咬伤，遵医嘱用药。常用药物有：硫喷妥钠静注或给予地西泮 10~20mg 静注；出现低血压，酌情给麻黄碱等升压药或扩充血容量，以维持循环功能；若心动过缓时，静脉注射阿托品 0.5mg

2. 处理流程

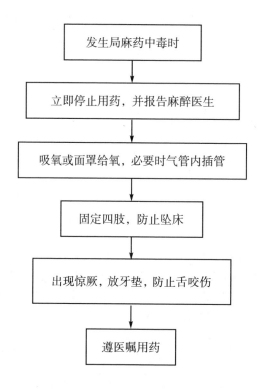

发生局麻药中毒时

↓

立即停止用药，并报告麻醉医生

↓

吸氧或面罩给氧，必要时气管内插管

↓

固定四肢，防止坠床

↓

出现惊厥，放牙垫，防止舌咬伤

↓

遵医嘱用药

九、多器官复合伤抢救的应急预案与处理流程

1. 应急预案

接手术通知单时准确了解伤情及诊断，了解患者姓名、性别、年龄、手术部位及准备施行手术的名称

迅速做好手术前的各项准备工作。除手术间常规物品外，还应备好器械包、敷料包、手术衣、气管切开包、心脏按压包、除颤器、硬膜外穿刺包、急救药品和抢救物品

患者入手术室时，应与急诊科护送员交接：病情，用药，静脉通道，是否留有导尿管、胃管，皮试结果，尿量，引流量等，检查化验单是否齐全，有无携带贵重物品。如休克患者，过床时应先移下肢，然后抬高头部平移至手术床，防止窒息

若未建立静脉通道，应选大血管迅速建立 1~2 条静脉通道，并妥善固定。若穿刺困难，立即协助医生做静脉切开或深静脉置管

连接吸引器，配合麻醉医生工作。洗手护士开台、补充台上所需物品，并洗手上台

应急预案

巡回护士摆放手术体位，上约束带固定患者；待医生消毒铺巾后，巡回护士迅速清理地面杂物，与洗手护士、共同清点物品

手术开始前打开无影灯照至手术部位，迅速接好电刀、电凝、气压止血带，并调到指定工作参数

手术开始后整理手术间物品，保证手术间的整洁有序

巡回护士术中密切观察患者生命体征、尿量、出血量做记录，对输入液量做到心中有数，发现异常及时报告麻醉医生或手术医生。术中各抢救设备出现故障，应迅速协助排除。器械不足立即给予补充，以免耽误抢救

维持手术间秩序，控制人员进入，并减少室内不必要的走动

严格执行查对制度，落实无菌技术操作规程，做好各项抢救记录

认真填写护理记录单、交班本

术毕整理手术间，物品放归原处

2. 处理流程

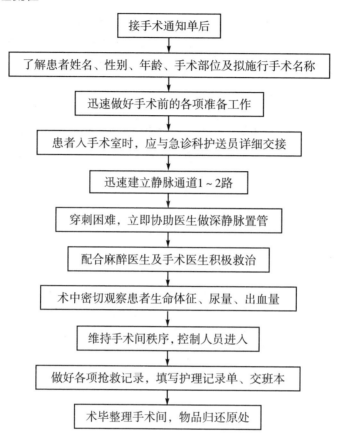

接手术通知单后

了解患者姓名、性别、年龄、手术部位及拟施行手术名称

迅速做好手术前的各项准备工作

患者入手术室时，应与急诊科护送员详细交接

迅速建立静脉通道1～2路

穿刺困难，立即协助医生做深静脉置管

配合麻醉医生及手术医生积极救治

术中密切观察患者生命体征、尿量、出血量

维持手术间秩序，控制人员进入

做好各项抢救记录，填写护理记录单、交班本

术毕整理手术间，物品归还原处

十、术中发生药物变态反应的应急预案与处理流程

1. 应急预案

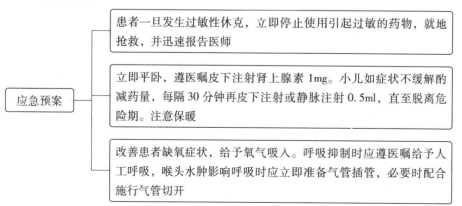

应急预案

患者一旦发生过敏性休克，立即停止使用引起过敏的药物，就地抢救，并迅速报告医师

立即平卧，遵医嘱皮下注射肾上腺素 1mg。小儿如症状不缓解酌减药量，每隔 30 分钟再皮下注射或静脉注射 0.5ml，直至脱离危险期。注意保暖

改善患者缺氧症状，给予氧气吸入。呼吸抑制时应遵医嘱给予人工呼吸，喉头水肿影响呼吸时应立即准备气管插管，必要时配合施行气管切开

续流程

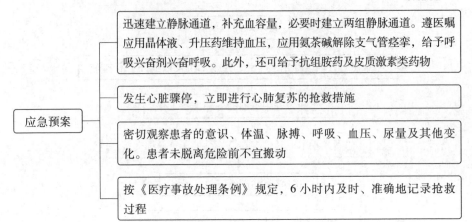

应急预案	迅速建立静脉通道，补充血容量，必要时建立两组静脉通道。遵医嘱应用晶体液、升压药维持血压，应用氨茶碱解除支气管痉挛，给予呼吸兴奋剂兴奋呼吸。此外，还可给予抗组胺药及皮质激素类药物
	发生心脏骤停，立即进行心肺复苏的抢救措施
	密切观察患者的意识、体温、脉搏、呼吸、血压、尿量及其他变化。患者未脱离危险前不宜搬动
	按《医疗事故处理条例》规定，6 小时内及时、准确地记录抢救过程

2. 处理流程

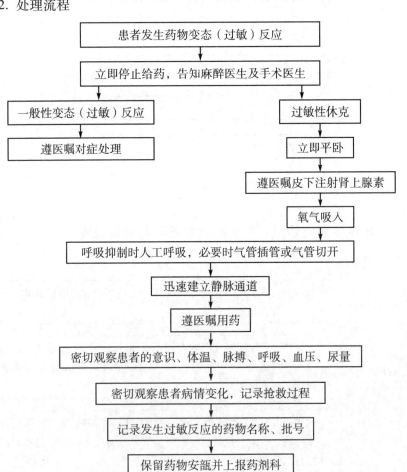

患者发生药物变态（过敏）反应

立即停止给药，告知麻醉医生及手术医生

一般性变态（过敏）反应 → 遵医嘱对症处理

过敏性休克 → 立即平卧 → 遵医嘱皮下注射肾上腺素 → 氧气吸入 → 呼吸抑制时人工呼吸，必要时气管插管或气管切开 → 迅速建立静脉通道 → 遵医嘱用药 → 密切观察患者的意识、体温、脉搏、呼吸、血压、尿量 → 密切观察患者病情变化，记录抢救过程 → 记录发生过敏反应的药物名称、批号 → 保留药物安瓿并上报药剂科

十一、药物外渗的应急预案与处理流程

1. 应急预案

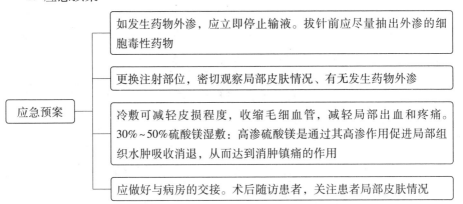

应急预案

- 如发生药物外渗，应立即停止输液。拔针前应尽量抽出外渗的细胞毒性药物
- 更换注射部位，密切观察局部皮肤情况、有无发生药物外渗
- 冷敷可减轻皮损程度，收缩毛细血管，减轻局部出血和疼痛。30%~50%硫酸镁湿敷：高渗硫酸镁是通过其高渗作用促进局部组织水肿吸收消退，从而达到消肿镇痛的作用
- 应做好与病房的交接。术后随访患者，关注患者局部皮肤情况

2. 处理流程

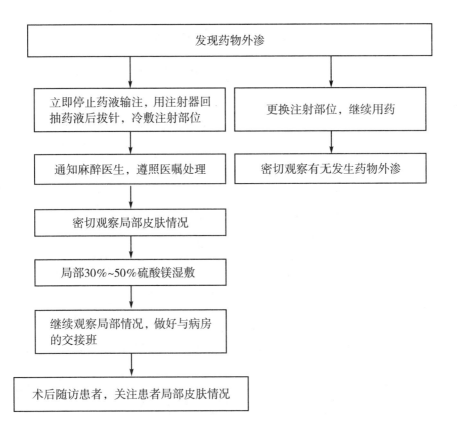

发现药物外渗

立即停止药液输注，用注射器回抽药液后拔针，冷敷注射部位

通知麻醉医生，遵照医嘱处理

密切观察局部皮肤情况

局部30%~50%硫酸镁湿敷

继续观察局部情况，做好与病房的交接班

术后随访患者，关注患者局部皮肤情况

更换注射部位，继续用药

密切观察有无发生药物外渗

十二、手术中缺失物品的应急预案与处理流程

1. 应急预案

应急预案

- 洗手护士、巡回护士2次核对后确认发生手术物品缺失事件

- 通知手术医生、麻醉医生暂停手术

- 根据缺失物品类别及发现缺失时段，估计物品可能遗留的区域，分区域查找，洗手护士查找无菌区，手术医生探查切口，巡回护士查找手术间

- 未及时发现则报告值班护士长，由其主持全方位查找

- 查找手术间内敷料单褶皱内、地面、垃圾桶、敷料筐、标本袋、吸引器瓶

- 查找与手术间相关的辅助间、洗手间、器械间、准备间、外走廊

- 如为缝针等金属器械，巡回护士可借助磁性寻针器等工具寻找

- 手术器械、可显影的手术敷料缺失寻查：①电话通知放射科床旁照X线片。②X线结果显示若在切口内，手术医生探查取出；未在切口内，关闭切口，在其他区域内继续查找医生签字

- 手术医生探查切口、体腔

- 与曾进入手术间的相关手术人员、麻醉医生沟通，询问对方是否取用或将其带出手术间

- 巡回护士在手术登记本上书写事件发生经过及物品未在切口内的证实结果，由手术医生签字

- 发现但查找时间超过30分钟或最终未发现缺失物品的，填写护理工作不良事件报告单，详细记录事件的发生、查找的过程、时间、结果等作为后期责任认定依据

- 手术部统一保存护理工作不良事件报告单

2. 处理流程

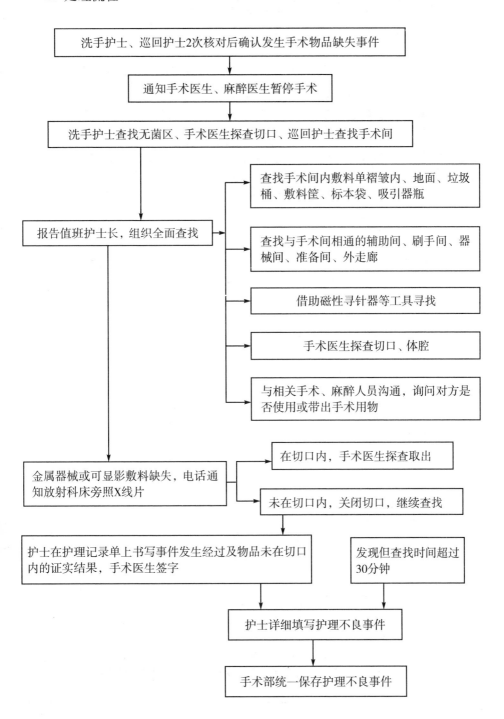

十三、手术室供氧突然停止的应急预案与处理流程

1. 应急预案

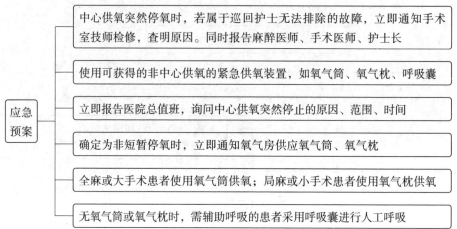

2. 处理流程

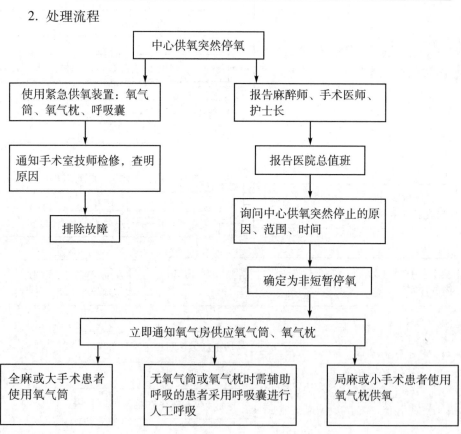

3. 注意事项

注意事项 — 中心供氧的手术部根据手术间数量、手术量和停止供氧意外情况发生率等实际情况来配置备用的瓶装氧气和氧气枕。瓶装氧气应备氧流量表、氧气管和湿化瓶；氧气枕充满氧气处于备用状态

加强对瓶装氧气的管理，手术室应设专人管理，定位放置，定期检查，保证其处于完好备用状态，空瓶挂"空"牌并分开放置，及时更换，保障备用氧量

十四、手术室中心吸引突然停止的应急预案与处理流程

1. 应急预案

应急预案 — 中心吸引突然停止时立即检查各吸引连接管道是否折叠、堵塞

检查手术间内负压表上的压力情况，判断原因

若压力在正常范围，则为管道问题，检查使用中的吸引管道，对其进行疏通或更换

若表上压力为零或较低，则为负压中心真空泵、墙内、吊塔问题

立即电话通知应急办或负压吸引中心，让维修人员立即检查处理

评估后如短时间内不能修复，应迅速启用电动吸引器、脚控吸引器及其他吸引方式

密切观察病情与手术进程

配合麻醉医生与手术医生的工作，及时处理各种情况

追踪维修情况，及时变更吸引方式

2. 处理流程

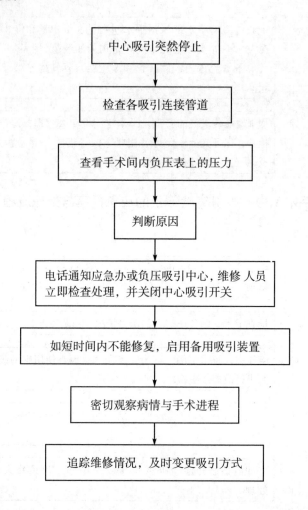

中心吸引突然停止

检查各吸引连接管道

查看手术间内负压表上的压力

判断原因

电话通知应急办或负压吸引中心，维修人员立即检查处理，并关闭中心吸引开关

如短时间内不能修复，启用备用吸引装置

密切观察病情与手术进程

追踪维修情况，及时变更吸引方式

3. 注意事项

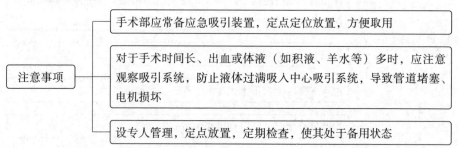

注意事项

手术部应常备应急吸引装置，定点定位放置，方便取用

对于手术时间长、出血或体液（如积液、羊水等）多时，应注意观察吸引系统，防止液体过满吸入中心吸引系统，导致管道堵塞、电机损坏

设专人管理，定点放置，定期检查，使其处于备用状态

十五、人力资源调配的应急预案与处理流程

1. 应急预案

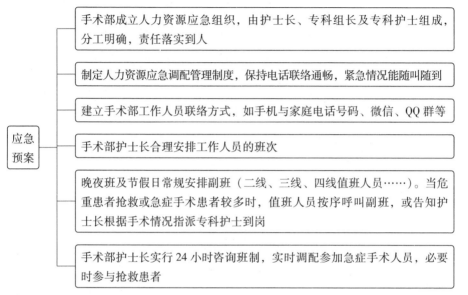

应急预案

- 手术部成立人力资源应急组织，由护士长、专科组长及专科护士组成，分工明确，责任落实到人
- 制定人力资源应急调配管理制度，保持电话联络通畅，紧急情况能随叫随到
- 建立手术部工作人员联络方式，如手机与家庭电话号码、微信、QQ群等
- 手术部护士长合理安排工作人员的班次
- 晚夜班及节假日常规安排副班（二线、三线、四线值班人员……）。当危重患者抢救或急症手术患者较多时，值班人员按序呼叫副班，或告知护士长根据手术情况指派专科护士到岗
- 手术部护士长实行24小时咨询班制，实时调配参加急症手术人员，必要时参与抢救患者

2. 处理流程

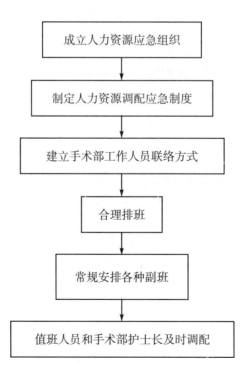

成立人力资源应急组织

↓

制定人力资源调配应急制度

↓

建立手术部工作人员联络方式

↓

合理排班

↓

常规安排各种副班

↓

值班人员和手术部护士长及时调配

3．注意事项

注意事项	手术护士配合完成各种择期手术及急症手术。因手术时间很难预测，需采用常规派周班与工作日弹性排班：晚夜班、周末班、节日班、二线副班、三线班、四线班、特殊时段班（12：00PM～7：00PM、2：00PM～9：00PM、3：00PM～10：00PM等），正常工作日白班根据当日及次日手术情况实行弹性排班，周班（一周一派）与正常工作日弹性派班（一日一派）相结合的模式
	不应一次性批准过多人员休假
	建立人员应急调配规章制度和考核办法

十六、锐器伤的应急预案与处理流程

1．应急预案

（1）局部处理

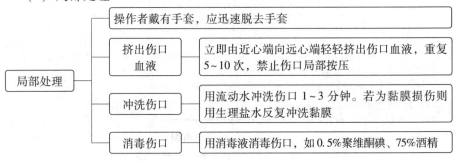

局部处理		操作者戴有手套，应迅速脱去手套
	挤出伤口血液	立即由近心端向远心端轻轻挤出伤口血液，重复5～10次，禁止伤口局部按压
	冲洗伤口	用流动水冲洗伤口1～3分钟。若为黏膜损伤则用生理盐水反复冲洗黏膜
	消毒伤口	用消毒液消毒伤口，如0.5%聚维酮碘、75%酒精

（2）上报预防保健科与医院感染控制中心。

（3）评估与预防处理

评估与预防处理	患者无血源性传染病，则不需要进行任何处理，仅密切观察
	被乙型肝炎病毒（HBV）阳性患者的血液、体液污染的锐器刺伤后，应于伤后24小时内抽血检查HBV抗体，必要时同时抽患者血对比。若暴露者抗体阴性则应预防性注射乙肝免疫高价球蛋白，按0、1、6个月接种乙肝疫苗，3、6个月后复查乙肝全套或乙肝5项定量；若暴露者HBV、丙型肝炎病毒HCV抗体阳性则无需特殊处理
	被人类免疫缺陷病毒（HIV）阳性患者血液、体液污染的锐器刺伤后，根据暴露程度评估暴露级别和暴露源病毒载量水平，决定预防性用药，4小时内实施，不超过24小时，并通知医务处、院内感染科进行登记、上报、随访等。并于伤后1、2、3、6个月复查HIV抗体
	被梅毒血清学阳性血液、体液污染的锐器损伤后，当事人应即时及伤后第4周做梅毒血清学检查，同时在医生的指导下进行预防性用药

（4）填写工伤申请与职业暴露登记表，办理工伤认定手续。

（5）观察与复查。

2. 处理流程

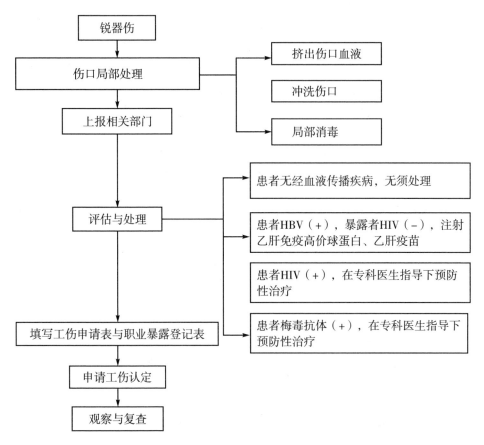

3. 注意事项

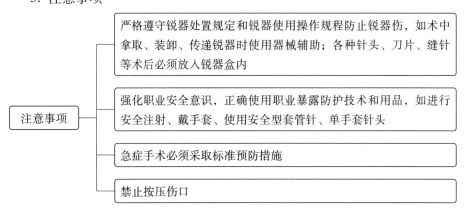

十七、电灼伤的应急预案与处理流程

1. 应急预案

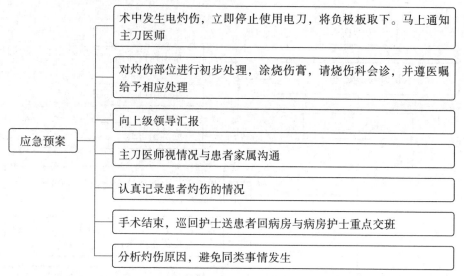

应急预案
- 术中发生电灼伤，立即停止使用电刀，将负极板取下。马上通知主刀医师
- 对灼伤部位进行初步处理，涂烧伤膏，请烧伤科会诊，并遵医嘱给予相应处理
- 向上级领导汇报
- 主刀医师视情况与患者家属沟通
- 认真记录患者灼伤的情况
- 手术结束，巡回护士送患者回病房与病房护士重点交班
- 分析灼伤原因，避免同类事情发生

2. 处理流程

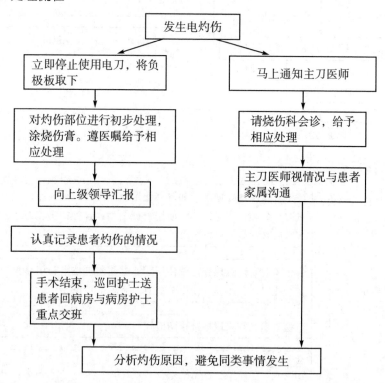

发生电灼伤

立即停止使用电刀，将负极板取下 → 对灼伤部位进行初步处理，涂烧伤膏。遵医嘱给予相应处理 → 向上级领导汇报 → 认真记录患者灼伤的情况 → 手术结束，巡回护士送患者回病房与病房护士重点交班

马上通知主刀医师 → 请烧伤科会诊，给予相应处理 → 主刀医师视情况与患者家属沟通

分析灼伤原因，避免同类事情发生

十八、手术室停水的应急预案与处理流程

1. 应急预案

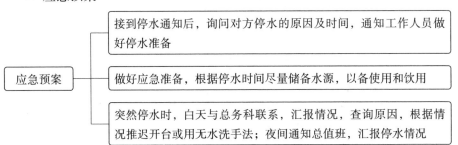

应急预案
- 接到停水通知后，询问对方停水的原因及时间，通知工作人员做好停水准备
- 做好应急准备，根据停水时间尽量储备水源，以备使用和饮用
- 突然停水时，白天与总务科联系，汇报情况，查询原因，根据情况推迟开台或用无水洗手法；夜间通知总值班，汇报停水情况

2. 处理流程

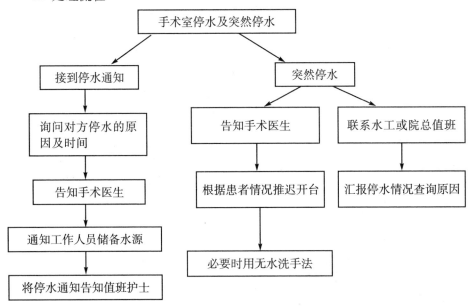

手术室停水及突然停水
→ 接到停水通知 → 询问对方停水的原因及时间 → 告知手术医生 → 通知工作人员储备水源 → 将停水通知告知值班护士
→ 突然停水 → 告知手术医生 → 根据患者情况推迟开台 → 必要时用无水洗手法
→ 突然停水 → 联系水工或院总值班 → 汇报停水情况查询原因

十九、手术室停电的应急预案与处理流程

1. 应急预案
（1）通知停电

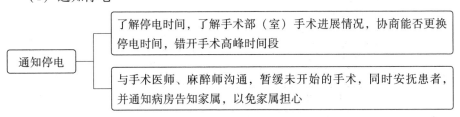

通知停电
- 了解停电时间，了解手术部（室）手术进展情况，协商能否更换停电时间，错开手术高峰时间段
- 与手术医师、麻醉师沟通，暂缓未开始的手术，同时安抚患者，并通知病房告知家属，以免家属担心

续流程

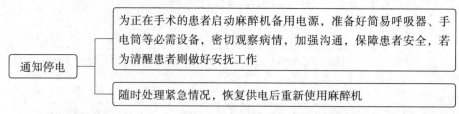

（2）突然停电

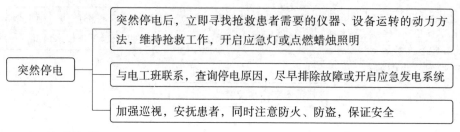

2. 处理流程

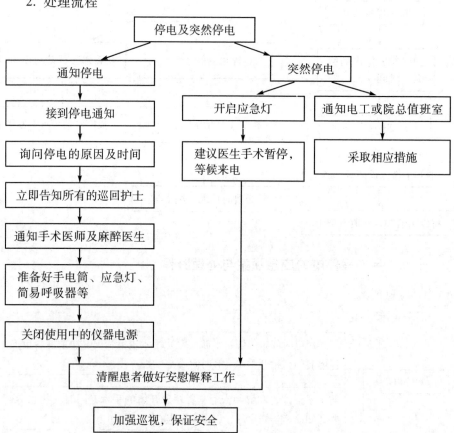

3. 注意事项

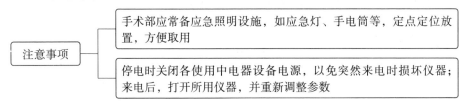

注意事项 ── 手术部应常备应急照明设施，如应急灯、手电筒等，定点定位放置，方便取用

── 停电时关闭各使用中电器设备电源，以免突然来电时损坏仪器；来电后，打开所用仪器，并重新调整参数

二十、手术室泛水的应急预案与处理流程

1. 应急预案

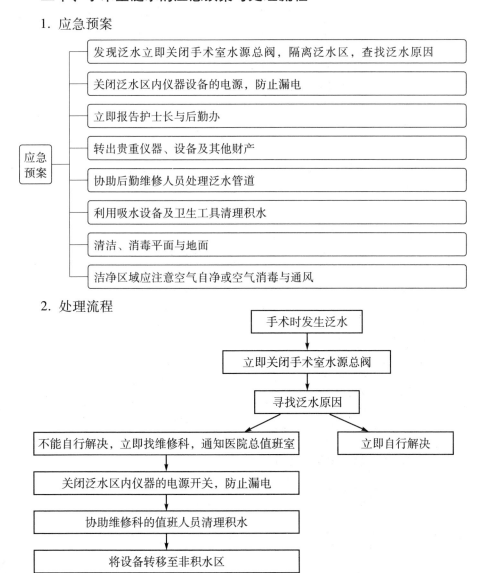

应急预案 ── 发现泛水立即关闭手术室水源总阀，隔离泛水区，查找泛水原因

── 关闭泛水区内仪器设备的电源，防止漏电

── 立即报告护士长与后勤办

── 转出贵重仪器、设备及其他财产

── 协助后勤维修人员处理泛水管道

── 利用吸水设备及卫生工具清理积水

── 清洁、消毒平面与地面

── 洁净区域应注意空气自净或空气消毒与通风

2. 处理流程

手术时发生泛水

↓

立即关闭手术室水源总阀

↓

寻找泛水原因

不能自行解决，立即找维修科，通知医院总值班室　　　　立即自行解决

↓

关闭泛水区内仪器的电源开关，防止漏电

↓

协助维修科的值班人员清理积水

↓

将设备转移至非积水区

二十一、手术室火灾的应急预案与处理流程

1. 应急预案

应急预案
- 发现火警立即报告医院保卫科、院总值班。火情难以控制时立即拨打火警"119"，告知准确地点
- 组织现有人员，集中现有灭火器材积极扑救，控制火势；立即切断通向火灾现场的供电和供气，撤除现场易燃、易爆物品；关好邻近房间的门窗，防止火势蔓延；放下防火闸门，隔离火灾区域
- 协助手术医师、麻醉师尽快为手术台上的患者止血、包扎。需辅助呼吸的接好呼吸囊维持人工呼吸。迅速疏散患者和工作人员，撤离火灾现场至安全地带，切勿使用电梯
- 在生命安全不受威胁、火势可以控制的情况下，尽可能抢救贵重仪器设备和资料，转运至安全处

2. 处理流程

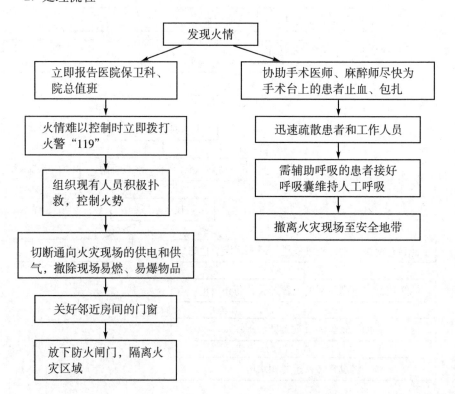

3. 注意事项

注意事项

- 手术部应常规定点放置灭火器、防毒面具，并指定科室消防安全员定期检查消防设施的有效性与功能完好性
- 消防技术人员对手术部天花板上装有的烟雾警报器和水喷头以及电源线路定期检查维护，对消防设施老化线路和已损坏插座及时更换
- 加强防火与火灾应急演练培训，达到人人均能正确熟练地操作灭火设施与工具的程度；员工必须掌握消防栓、消防门、防火帘、消防通道的准确放置位置
- 消防设施、器具（如消防水栓、干粉灭火器等）旁应粘贴清晰明了的操作流程图
- 每班认真检查电器设备设施的安全，确保手术后电器设备设施处于关闭状态
- 加强对易燃易爆品（乙醇、氧气等）的管理，严格遵守操作规程
- 必须配有消防疏散指引图，撤离疏散时，按安全通道指示牌的方向撤离
- 撤离时切勿乘电梯，防止因断电致撤离失败

第二节 安全管理措施

一、物品清点的安全管理措施

1. 确保清点物品数目的准确

确保清点物品数目的准确

- 清点物品时，洗手护士、巡回护士必须看清实物，仔细清点，为确保首次清点准确无误，并规范、准确记录，巡回护士需复述一遍
- 清点纱布时，应松开纱布外包裹，为防止纱布粘连在一起影响清点的准确性，应将纱布抖开，分块仔细清点
- 清点纱布垫时，为防止两块纱布垫粘连在一起，需将垫子充分展开，分块仔细清点

续流程

确保清点物品数目的准确	清点器械时，需重复清点两遍，对点和单点各一遍。缝针清点两遍，为确保清点数目的准确性，需第一遍从针尖清点，第二遍从针尾处清点
	清点时注意缝针是否弯曲，检查器械上的螺丝是否松动脱落，电刀头是否完整，仔细检查器械功能，保证器械的完整性
	棉球、头皮夹、脑棉清点，棉球一个个仔细检查后清点，防止两个粘在一起。头皮夹数量较多、易滑动，应五个一组，分组清点。脑棉应检查棉絮的质量、脑棉的缝线是否牢固，是否两块粘在一起

2. 防止器械和纱布等遗留体腔

防止器械和纱布等遗留体腔	手术开始前，按物品清点要求仔细清点器械、敷料、缝针等，准确记录
	应在手术开始前，将患者带入手术间的敷料、绷带以及消毒区所用纱布、纱布球等与手术台上能够混淆的物品，全部送出手术间。手术过程中任何人不得将纱布、缝针等物带入或带出手术间
	手术过程中，暂不用的物品应及时交还洗手护士，不得随意放置或堆积在手术创口周围，要时刻保持手术创口周围整洁
	手术过程中，应由巡回护士及时准确记录手术台上增加或取下的敷料及器械等物
	体腔和深部手术创口内填入纱布垫或留置器械时术者要及时通知助手和洗手、巡回护士，体腔内的纱布垫必须有长带或用巾钳夹住，留于创口外。体内留置的物品需要带回病房时，巡回护士应在手术护理记录单上详细记录，手术医生签字，并与病房护士详细交接
	从手术台取下或落在地上的纱布（垫）、器械、缝针等巡回护士要及时收回，放在固定的地点保养，便于巡回护士与洗手护士清点，术后交洗手护士刷洗或做好交接班
	缝合体腔和深部创口前，洗手护士要与巡回护士清点所有的器械、敷料，数量无误后方可关闭体腔
	缝合体腔和深部创口后，洗手护士与巡回护士要再次清点所有物品。在护理记录单上双签字

二、使用一次性物品的安全管理措施

使用一次性物品的安全管理措施

- 所有的一次性无菌物品，必须从医学设备部领取，任何人不能私自带无菌物品到手术室使用

- 一次性物品领取后应建立入库记录，单独放置，应储存于离地面20~25cm，离天花板50cm，离墙>5cm处的载物架上，顺序排放，分类放置。使用时按有效期的先后顺序使用

- 低值的一次性无菌物品新进或更换包装时，均应经过细菌培养，合格后方可使用

- 特殊无菌高值耗材，如内植物、瓣膜、晶体、人工血管、疝气补片等，使用后巡回护士必须将无菌物品条形码贴到护理记录单背面上，以便查验

- 一次性无菌物品使用前必须先检查物品的名称、生产日期、有效期等，严禁使用过期物品

- 使用前检查包装的完整性，如有无漏气、裂隙、刮痕等现象，则不能使用

- 特殊物品被取到手术台上以后，洗手护士在使用前要检查物品的性能，如吻合器、闭合器钉座上的钉是否齐全，如有缺钉的现象，则不能使用

- 术中所需高值物品，为避免不必要的浪费，必须和医生反复确认后方可打开

- 无菌物品使用后洗手、巡回护士共同核对划价单，正确填写物品名称及型号，避免漏收费、错收费

三、使用电刀的安全管理措施

1. 患者的保护

患者的保护

- 使用绝缘、清洁和干燥的手术床布

- 避免患者皮肤接触金属物品（皮肤暴露处用布巾包裹）及自身皮肤之间接触

患者的保护
- 术中使用易燃性的麻醉剂、酒精类皮肤消毒剂或患者胃肠道存在内生气体如沼气时,使用电刀要慎重
- 手术结束后将负极板整片水平自患者身体上揭除,揭除时一手固定皮肤,另一手慢慢揭除极片,负极片揭除后观察粘贴处皮肤情况
- 避免在带电解质的液体内,因密集的电子束可传导其他处造成机体损伤,如血液或生理盐水中使用高频电刀

2. 正确使用负极板

正确使用负极板
- 使用高质量的负极板:一次性使用,边缘完整,具有柔软度和较强的粘附力
- 避免在骨隆突、瘢痕、皮肤缺损或受伤、脂肪较多的位置粘贴负极板,应选择肌肉血管丰富的部位粘贴,并保证粘贴部位皮肤清洁、干燥,局部无毛发
- 粘贴负极板时,其长轴应与身体的纵轴垂直,确保与粘贴部位皮肤完整而紧密接触
- 为避免越过身体的交叉线路,负极板应尽量靠近手术区,以便使电流通过的路径最短
- 婴幼儿皮肤面积较小,注意负极板粘贴的位置,确保粘贴的效果。术中冲洗体腔时避免液体溢出浸湿极板处皮肤
- 心电图电极片避免在电刀电流同路中,应远离活动电流≥15cm,安装心脏起搏器的患者,为防心律失常的发生,禁用高频电刀

3. 正确使用电刀手柄

正确使用电刀手柄
- 重复使用的电刀手柄开包前仔细检查包装的完整性、有效期、灭菌效果
- 术前仔细检查电刀头、手柄及线的完整性,确保刀头无缺损、弯曲,避免刀头断落体内。检查刀头、电线的橡胶外鞘是否缺损,以免漏电伤人

续流程

正确使用 电刀手柄	使用过程中及时清除电刀头上的焦痂，防止焦痂包裹电刀头，使绝缘性能增加，切割效果差，加大电流而造成切割部位组织烫伤
	停止使用电刀时，手柄放在安全的地方，不得将器械或其他物品压在手柄上，造成放电击伤患者
	电刀头未与组织完全接触前不要通电
	不可直接用水冲刷电刀线，可用湿纱布擦洗电刀头及导线，擦洗过程中不得用力拽拉导线

4. 设备的使用及保养

设备的使用 及保养	正确连接相关组件并插牢，先连接好负极板线、电源线后，再开电源开关
	手术结束后控制面板上电切、电凝的功率应复零，先关电源开关，再撤电源线，整理好各组件后，电刀归位，注意保持设备的整洁、干燥，并做好登记
	仪器应定期检测及保养，以免漏电伤及患者及医护人员

5. 腔镜手术使用电刀应特别注意

腔镜手术 使用电刀 应特别注意	应定期检查电极有无绝缘不良，使用前仔细检查腔镜器械与电极绝缘情况，如有漏电禁止使用
	防止电传导引起热损伤：如通电时间过长、电凝时电刀头接触金属器械及夹闭血管和管状组织上的钛夹、主要组织附近如大血管、胆管、神经等随意使用电刀
	电凝损伤可波及 5mm 范围，在电凝时，注意保持与空腔脏器的间距应>5mm，电凝离断时应尽量靠近需要切除的病变组织，如电凝胆囊动脉时应防止损伤胆管，电凝分离粘连的组织时防止损伤肠管、输尿管等
	使用脚踏开关时通电时间尽量短，不需通电时应移离脚踏开关，以免烫伤患者

四、供应室的安全管理措施

供应室的安全管理措施

准确清点：手术结束后，由洗手护士整理清点器械数目，防止器械遗漏

分类放置：对器械做初步的分类，需将普通器械、精细器械、贵重的器械分开放置，污染的器械与未污染的器械分开放置

浸泡清洗：一般手术器械处理方法：将分类后的器械浸泡于 1:100 酶洗液中 5~10 分钟→流动水彻底冲洗→1:6 的水溶性油内浸泡 1~2 分钟后→控干检查清点→分类烘干，注意精细、尖锐的器械要分开放置

特殊感染的手术器械按规定方法进行处理

刷洗器械时应注意将精细、贵重器械单独刷洗、放置。耳鼻喉、口腔科等细小的器械应仔细清洗缝隙中的血污，防止血污凝固后影响器械使用。小吸引器头或带有管腔的器械充分酶洗后，用小毛刷或用 50ml 注射器彻底刷洗干净

电刀线、氩气刀线、双极线的刷洗：刷洗电刀线时，将电刀头拿下，将刀头上的组织刮干净，电刀线勿接触水，用湿纱布擦干，用皮筋缠好放入电刀盒内。双极刷洗时，注意勿用刀片等尖锐的器械刮双极刀头。氩气刀线刷洗完毕后，注意刀头的保护，防止外露，以免损伤刀头

刷洗后应再次检查器械的功能是否完好，带螺丝的器械应将其拧紧，并检查是否与术前数目一致，如果使用中器械出现问题，刷洗后应做好标记，以便及时更换

刷洗后应再次清点器械数目，并按一定的顺序排列好，为免掉落需将刀柄、小镊子、小的专用器械等放入弯盘内，盆、碗内不准放器械，以免遗失

将刷洗好的器械放入托盘内，并写好器械卡，注明自己的姓名和所用的特殊器械。贵重器械及特殊专用器械应与器械间护士交接

实习同学处理器械时，巡回老师要监督指导，并共同清点检查器械。进修及实习人员刷洗器械时，应掌握正确的刷洗方法

为避免引起火灾器，器械烘干时勿将纱布、纱条、敷料等易燃品放入烘干箱内

续流程

电钻等电器设备的刷洗应严格按要求进行，钻头撤离后钻芯应用专门的清洗油进行清洗，外壳用湿纱布擦拭，避免水迹进入电机内。设备维修员定期检查电钻等设备的清洗效果

腔镜器械应有专人进行刷洗，并严格遵守腔镜的刷洗程序，并进行刷洗记录

清洗内镜时清洗人员需穿专用工作服，防渗透围裙，戴帽子、口罩、手套及一次性防护眼镜，应做好个人防护。清洗时应仔细、认真，避免损伤、丢失内镜及器械部件

清洗器械用的纱布一次性使用，清洗刷一用一消毒

刷洗内镜及其部件时，轴节部、弯曲处必须用小毛刷彻底刷洗干净

清洗过程中，镜子应放在稳妥之处，单独清洗，为避免划伤镜面，应用纱布反复擦洗镜身。将清洗后的内镜及器械浸泡在多酶洗液中，注意浸泡时，镜子与其他器械隔开，并以免碰撞伤及镜面，最后放入酶洗液中

将在多酶洗液浸泡后的内镜、器械及部件，用流动水彻底清洗，以去除管腔内的多酶洗液及松脱的污物。酶洗液应一用一换

用 50ml 注射器向各管腔内吹气，或用吸引管抽吸空气，以排空管腔内的水分，器械表面用干纱布擦干，以免长期水迹存留造成器械生锈

将清洗干净、擦干后的内镜及器械、部件送到器械存放室，分类、按序摆放，存放时应轻拿轻放，特别要将内镜放置妥当

若患者为乙肝表面抗原阳性，内镜及器械、部件应先置入浓度为2000mg/L 的万福金安消毒液中浸泡 30 分钟后再进行刷洗，擦干后的内镜再置入专用的多酶洗液中浸泡 10 分钟后清洗

特殊器械为避免损伤硅胶套环，应用纱布清洗，不能用硬毛刷刷洗，如超声刀、Ligasure 应严格按照性能充分刷洗，10mm 超声刀刀芯

冷光源线擦洗及消毒过程中避免打折，以免造成光纤的损坏。刷洗后盘放时呈顺势钝角盘曲，直径不得少于 20cm

内镜及器械清洗消毒后，按规定做好登记工作

供应室的安全管理措施

五、接送患者的安全管理措施

接送患者的安全管理措施

- 接患者工作人员每日检查手术推车性能，发现问题及时向护士长提出，以便维修

- 接患者前将手术通知单按所在科室楼层进行分类，有顺序接送，先接清醒配合的患者，后接有特殊情况的患者，如老人、小儿、精神异常者及脑科手术患者等

- 到病房后，与病房护士点清术中所带物品、药品，并按手术通知单、病历认真核对患者姓名、住院号、床号、手术名称及手术时间等，核对无误后在手术通知单上签字，并认真检查术前准备情况，如术前用药、试敏，检查义齿、首饰是否取下，嘱患者排尿、便

- 协助将患者平移到手术推车上平躺，注意患者移动时要将手术推车一侧紧靠在病床边，工人靠在手术推车另一侧将推车固定住，防止患者移动时推车移位，摔伤患者

- 所有患者禁止步行，必须用手术推车接送。推车过程中要保护好患者，工人站在患者头侧，面对行驶的方向，将床档扶起，嘱患者把手放在身体的两侧，不要握床档。患者躺在担架车的正中，不要将患者的头或足露出车端，被子要将脚盖住，推车速度适中，动作轻、稳。尤其老年患者要注意询问患者的感受，以免晕车

- 将患者接至换车室后，手术室接患者护士要再次认真查对患者的姓名、年龄、手术间等项目，给患者戴好一次性帽子，进行内外车交换，交换车时动作要轻稳，车两边要有人保护，需特别注意两推车的对接，应握住衔接的锁把并卡紧，将两推车的轮子均固定好

- 接患者护士与工人一起将患者安全送到每个手术间，注意要将推车紧贴手术床并固定好，再嘱患者慢慢移至手术床，上好约束带，盖好被子，并做好心理护理与解释工作，减少其恐惧感。若患者排尿，为防止发生意外，护士应协助患者在外走廊便入污桶内，严禁步行去厕所排尿、排便

续流程

接送患者的安全管理措施

> 晨会期间接患者护士要将各手术间的门打开，经常巡视各手术间患者情况，小儿、老人、神志不清或病情严重的患者，应及时与护士长联系安排巡回护士到手术间守护患者，必要时及时与麻醉师、术者联系，以防意外发生

> 术毕由术者、麻醉师、巡回护士、工人一起将患者抬至手术推车上，为防搬动引起引流管滑脱，搬动前应检查各种管路并固定好。搬动患者过程中一定要将推车紧靠手术床并固定好，车、床两边均有人保护

> 局麻患者手术结束后，巡回护士应与工人一同至换车室换车，以保证患者安全，然后由工人将患者送回病房。如有特殊情况，巡回护士应与工人一同将患者送回病房，并与病房护士交接用物及患者

> 硬膜外麻醉、气管插管全麻患者手术结束后，带好呼吸气囊，氧气袋，由术者、麻醉师、巡回护士共同送患者回病房，途中医护人员应守护在患者头侧，注意观察病情，有特殊情况及时处理

六、手术体位的安全管理措施

手术体位的安全管理措施

> 手术前巡回护士应仔细检查患者皮肤，检查受压部位及手术区皮肤是否完整，如有异常及时与病房护士、手术医生沟通，在手术护理记录单上详细记录，昏迷、消瘦、小儿（身体有无抓伤）、长期卧床及外伤患者应尤其注意

> 手术床单应铺平无折皱，患者的皮肤不能与托手板、尺布等橡胶物品直接接触，勿与金属床、头架、器械托盘等金属物接触，应用敷料阻隔以防使用电刀时导电灼伤

> 摆放手术体位过程中应尽量少暴露患者，并注意保暖

> 给气管插管，全身麻醉手术患者眼睛涂眼药膏，防止角膜干燥划伤。头面部手术患者眼睛用保护膜保护，防止消毒液溅入眼内烧伤角膜。耳部手术患者用棉球堵塞耳道，防止消毒液流入耳内，灼伤鼓膜

摆放体位时防止受压、破损，应在患者的骨隆突处应用软垫衬托。手术时间如果较长，患者躯干及枕部应垫凝胶垫（圈），如心脏手术、断指再植等手术

平卧位时颈下垫软垫保护颈椎，上肢外展不得超过90°，以免损伤臂丛神经。膝关节下垫软垫，避免膝关节过伸，造成术后疼痛或神经损伤。踝关节下垫软垫，防止足跟受压

俯卧位时注意避免呼吸运动受限。在胸腹下垫俯卧位垫时注意腹部的位置置于垫子中空处，避免受压。小腿要垫高，使脚尖自然下垂，保持功能位。硬膜外麻醉或清醒患者，巡回护士术中注意帮助患者变换面部受压位置，防止面颊部长时间受压。气管插管全麻颈椎手术患者，面颊受压处垫马蹄形凝胶圈，并确保眼球不受压。术中严密观察患者防止插管脱落

手术体位的安全管理措施

侧卧位胸部垫软枕，在垫高手术部位的同时，注意舒展健侧肢体，避免大血管、腋神经受压，保证输血输液通畅。肾脏手术时腰桥要对准手术部位摇起10～15cm，不要过高，防止腰椎滑脱，手术结束将腰桥及时放平

截石位时髋关节外展应小于90°，在不影响暴露手术野的情况下，尽量减少腿部支架对肢体的牵拉，固定肢体时要衬垫，松紧适度，观察双下肢末端皮温，保持静脉回流良好，术后轻轻拍打下肢，预防下肢静脉血栓形成

婴幼儿皮肤娇嫩，进行各种操作应轻柔，尽量避免拖、拉、推等动作，固定体位及束缚压脉带时应用棉垫衬托，防止损伤皮肤。四肢不可过分牵引，以防关节脱位

体位固定好后，检查并妥善固定静脉通路，确保术中输血、输液的通畅及静脉给药的方便

手术结束应将患者手术区域皮肤的血迹拭净擦干，包裹敷料

七、留置引流管的安全管理措施

留置引流管的安全管理措施

手术患者常需安置各种引流管，所以要加强术中、术后管理，防止脱出

手术结束，固定各种引流管，搬动患者时应注意保护，全身麻醉躁动患者应约束肢体，防止将引流管挣脱或拔除

胃肠道、食管手术，术中在胃切除时须将胃管外拔，外拔时应与医师配合，拔出至适当的长度后，固定在鼻翼与脸颊上。胃肠吻合完毕，根据医师要求将胃管慢慢送入至所需要的长度，然后牢固固定。手术过程中随时观察胃液的引流情况，如果胃部膨胀，影响手术并记录，应抽吸胃液，始终保持引流管的通畅，避免扭曲折压

连接胸腔引流前，检查水封瓶密封是否严密，并在无菌操作下，倒入适量的无菌生理盐水，与胸腔引流管紧密连接。注意水柱波动的情况，并保持引流的通畅。胸腔引流瓶应放置在低于胸壁引流口平面 60~100cm 处。若胸腔引流管连接处不慎分离或引流瓶损坏，应立即夹闭引流管并更换引流瓶

搬动胸科手术患者时，应先用血管钳夹闭胸腔闭式引流管，钳夹位置应离切口约 10cm 处，注意钳子弧度的方向，防止钳子前端损伤患者

一旦胸腔引流管自胸腔脱出，立即用手捏闭伤口处皮肤，用干净敷料封闭伤口，通知术者进一步处理

乳腺手术放置的负压引流要保持负压的效果，引流管与引流袋衔接紧密，引流袋保持完整不漏气

八、留置尿管的安全管理措施

留置尿管的安全管理措施

为避免术后患者因尿管刺激引起不适，术前应给患者做好解释工作

根据患者情况选择粗细、型号适宜、光滑的尿管，老年患者应注意有无前列腺肥大

续流程

留置尿管的安全管理措施

- 仔细检查尿管的质量，插管前必须试验性地注入气体或液体，检查气囊是否完好，向尿管内推入液体，检查尿管是否通畅

- 严格执行无菌技术操作，防止医源性感染。导尿管一经污染不得再使用

- 给女性患者导尿时，仔细辨认尿道口，防止误入阴道。男性患者应掌握尿道的解剖特点，即两个弯曲、三个狭窄。男性患者导尿后为避免因包皮嵌顿造成龟头坏死，应将包皮回位

- 插入导尿管时，动作要轻柔、切勿用力过重，以免损伤尿道黏膜

- 尿管插入后必须证实尿管进入膀胱，方能向气囊内注水，证实尿管在膀胱内的方法有尿管内有尿液流出，若没有尿液流出可从尿管注入生理盐水。注水顺利，回抽注入的盐水内混有尿液

- 气囊充盈后，顺尿道向外牵轻轻拉尿管有阻力时，即为该尿管插入的最佳长度，然后再将尿管送入少许，以免气囊部分正好嵌在尿道内口处，压迫后尿道引起出血

- 妥善固定尿管，将尿袋固定在床边，术中摆放体位及搬动患者时，为防止牵拉尿管，应先将尿袋固定好

- 术中严密观察尿量和颜色，如果术中无尿或白尿，应立即查找原因，检查尿管是否受压或尿管是否脱出，必要时通知术者和麻醉师

九、骨科内固定物使用安全管理措施

骨科内固定物使用安全管理措施

- 骨科各种内固定手术所需内固定物必须在手术通知单注明所用内固定物名称及厂家，产品必须为医院招标产品，非招标产品一律不得使用

- 常规手术内固定物由医学设备部验货，护士长或巡回护士点货后签字。夜班、节假日急诊手术厂家临时所带内固定物，由手术医生验货并在手术室急诊手术钢板验货签字本上签字。巡回护士清点数目后，在厂家提交的送货单上签名，并次日补全手续。注意所使用的内固定物必须包装完整，标识明确（进口内植物必须有中文标识）

续流程

骨科内固定
物使用
安全管理
措施

包好芽胞及防水化学指示卡与所选用的内固定物一同高压灭菌，做好记录。如产品为一次性无菌包装，在使用之前应严格检查包装是否严密，标识是否明确及灭菌有效期，如不符合标准禁止使用

洗手护士必须将所使用的钢板、螺钉等的编号与巡回护士核对准确后，巡回护士在钢板使用登记本、内植物登记本及收费单上记录（品牌、名称、编号、型号及数量），记录必须准确无误。手术结束后，巡回护士、手术医生及器械护士共同确认术中使用钢板螺钉数目及种类型号，无误后手术医生在内固定物登记本上签字

取内固定物手术患者，尽量不使用电刀，以免导电灼伤患者

将钢板螺钉配套标签贴于手术护理记录单反面，注意钢板螺钉数目及种类、型号必须与登记相符，以备查阅

取出的内固定物，洗手护士清洗干净后与手术医生、巡回护士共同清点无误后按医用垃圾毁型处理并登记

十、医疗废物处理的安全管理措施

医疗废物
处理的安全
管理措施

根据医疗废物的类别对其实施分类收集

分类收集的医疗废物分别置于有明显警示标识和中文警示说明的医疗废物包装容器内

在盛装医疗废物前，应当对包装物及容器进行认真检查，确保无破损、渗漏及其他缺陷

保洁员每日及时回收各手术间产生的医疗废物，在包装物上贴上标签，标签内容包括：医疗废物产生科室、产生日期、类别及特殊说明。盛装的废物应为包装袋容积的 2/3 或 1/2 满，标签贴在包装袋的封口处，放在固定的废物存放处

传染患者或疑似传染患者产生的医疗废物，巡回护士及时通知保洁人员，使用双层包装袋及时封口，尽量缩短其在科室内存放时间，在回收过程中注意做好个人防护，并与医院废物回收人员做好交接

续流程

医疗废物
处理的安全
管理措施

- 保洁人员每日运送废物后，对运送工具进行清洁消毒
- 科室对内部医疗废物应进行登记，包括医疗废物的来源、种类、数量、交接时间、交接双方签名等
- 焚烧患者肢体等组织废物时，严格按交接程序进行，巡回护士与手术室保洁人员交接签字，手术室保洁员与医院废物回收人员交接签字，不得随意丢弃
- 医疗废物一日回收两次，注意在手术室存放时间不得超过 24 小时

第五章

手术室基本工作操作流程

第一节　手术室护士基本工作操作流程

一、洗手护士基本工作操作流程

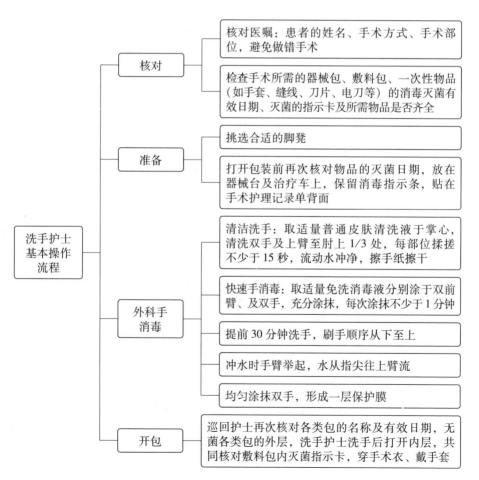

续流程

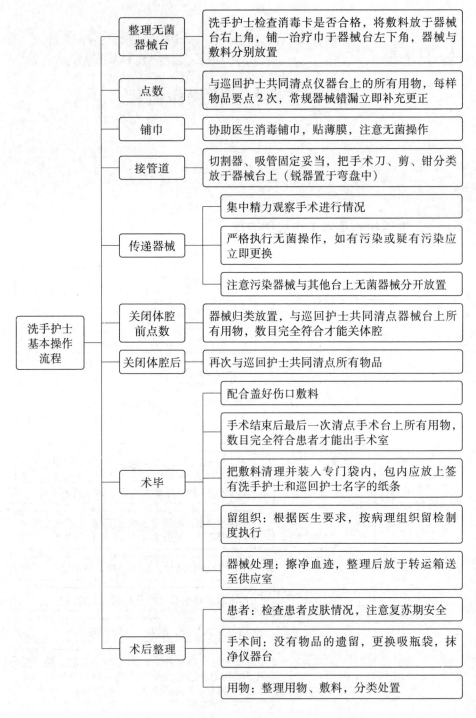

二、巡回护士基本工作操作流程

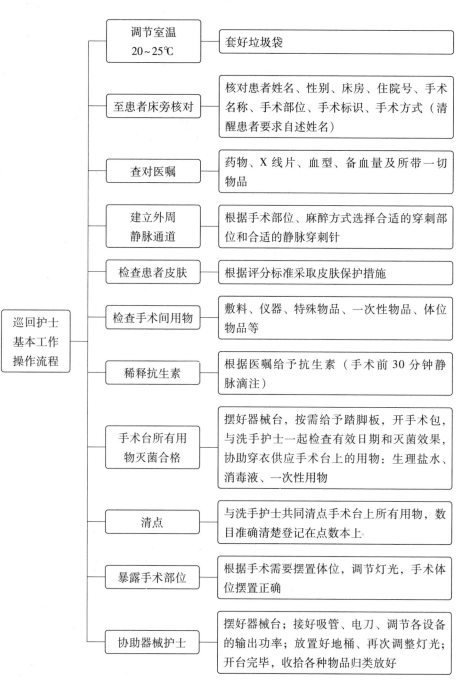

续流程

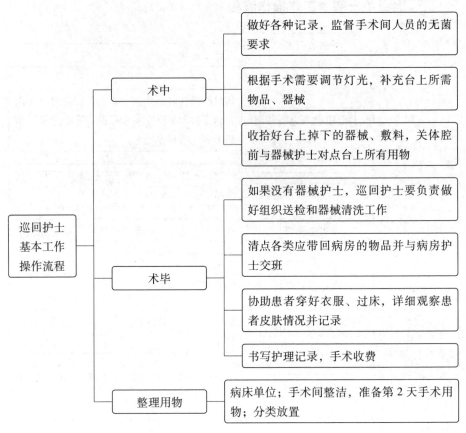

三、器械护士基本工作操作流程

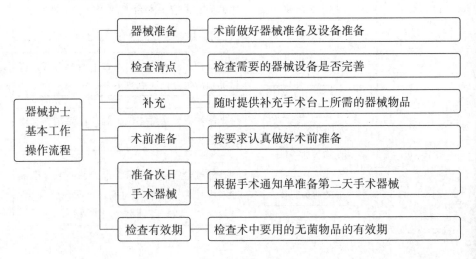

四、值班护士基本工作操作流程

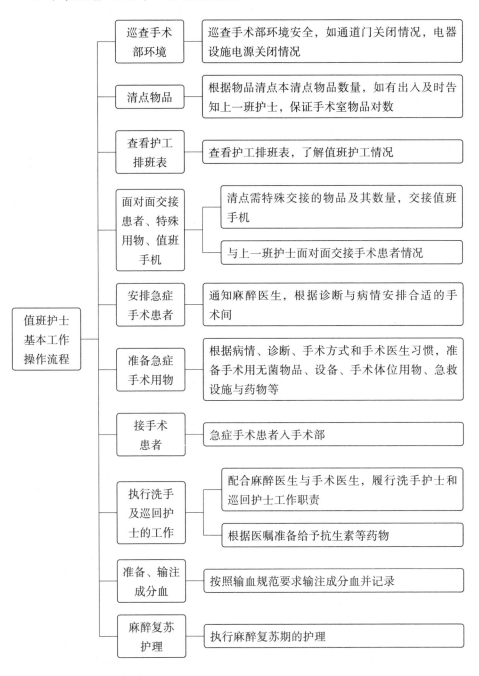

	巡查手术部环境	巡查手术部环境安全，如通道门关闭情况，电器设施电源关闭情况
	清点物品	根据物品清点本清点物品数量，如有出入及时告知上一班护士，保证手术室物品对数
	查看护工排班表	查看护工排班表，了解值班护工情况
	面对面交接患者、特殊用物、值班手机	清点需特殊交接的物品及其数量，交接值班手机
		与上一班护士面对面交接手术患者情况
值班护士基本工作操作流程	安排急症手术患者	通知麻醉医生，根据诊断与病情安排合适的手术间
	准备急症手术用物	根据病情、诊断、手术方式和手术医生习惯，准备手术用无菌物品、设备、手术体位用物、急救设施与药物等
	接手术患者	急症手术患者入手术部
	执行洗手及巡回护士的工作	配合麻醉医生与手术医生，履行洗手护士和巡回护士工作职责
		根据医嘱准备给予抗生素等药物
	准备、输注成分血	按照输血规范要求输注成分血并记录
	麻醉复苏护理	执行麻醉复苏期的护理

续流程

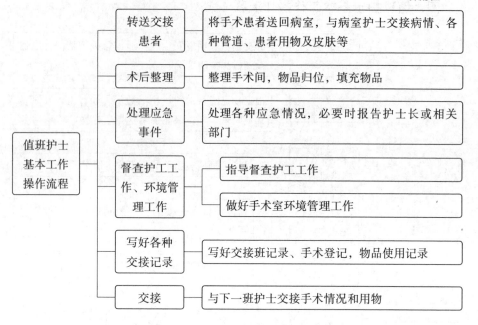

五、夜班护士基本工作操作流程

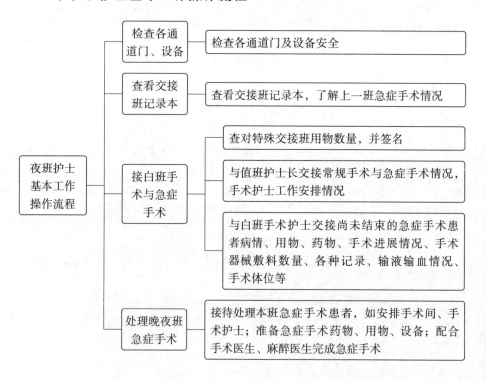

续流程

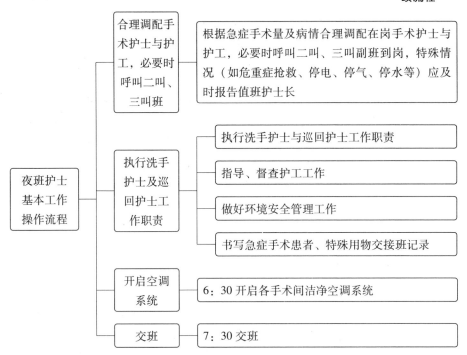

六、值班护士长基本工作操作流程

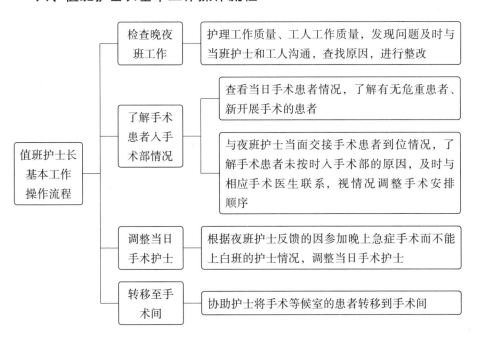

续流程

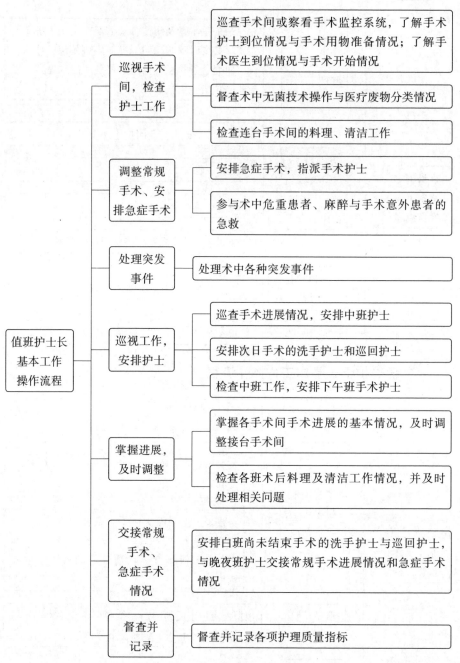

第二节　特殊手术体位摆放操作流程

一、颈仰卧位的摆放操作流程

1. 操作流程

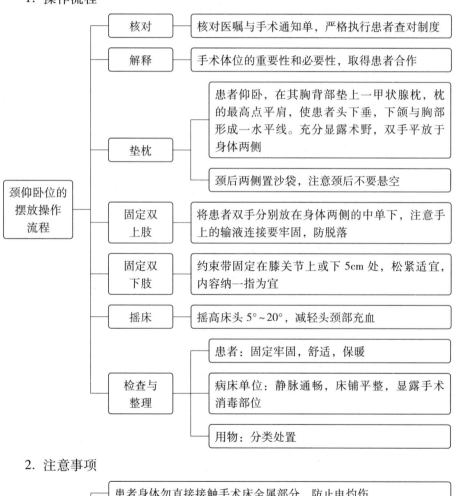

2. 注意事项

```
            ┌─ 患者身体勿直接接触手术床金属部分，防止电灼伤
            │
注意事项 ───┼─ 头部最好保持与心脏水平或稍高位置，有利于静脉回流
            │
            └─ 妥善、有效保护受压部位，防止压疮发生
```

二、侧卧位的摆放操作流程

1. 操作流程

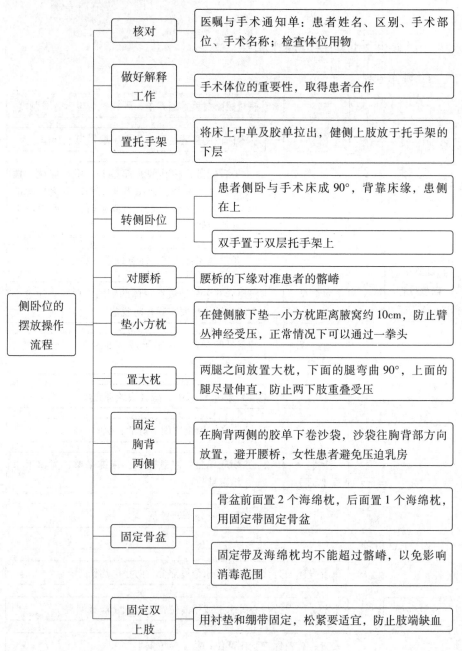

核对 —— 医嘱与手术通知单：患者姓名、区别、手术部位、手术名称；检查体位用物

做好解释工作 —— 手术体位的重要性，取得患者合作

置托手架 —— 将床上中单及胶单拉出，健侧上肢放于托手架的下层

转侧卧位 —— 患者侧卧与手术床成 90°，背靠床缘，患侧在上

双手置于双层托手架上

对腰桥 —— 腰桥的下缘对准患者的髂嵴

垫小方枕 —— 在健侧腋下垫一小方枕距离腋窝约 10cm，防止臂丛神经受压，正常情况下可以通过一拳头

置大枕 —— 两腿之间放置大枕，下面的腿弯曲 90°，上面的腿尽量伸直，防止两下肢重叠受压

固定胸背两侧 —— 在胸背两侧的胶单下卷沙袋，沙袋往胸背部方向放置，避开腰桥，女性患者避免压迫乳房

固定骨盆 —— 骨盆前面置 2 个海绵枕，后面置 1 个海绵枕，用固定带固定骨盆

固定带及海绵枕均不能超过髂嵴，以免影响消毒范围

固定双上肢 —— 用衬垫和绷带固定，松紧要适宜，防止肢端缺血

侧卧位的摆放操作流程

续流程

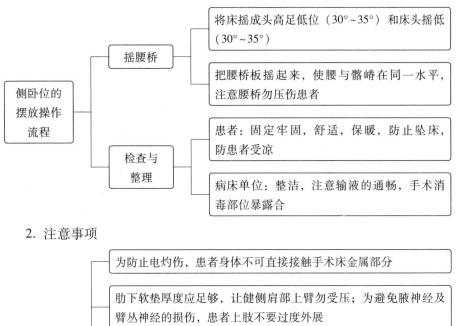

2. 注意事项

注意事项

- 为防止电灼伤，患者身体不可直接接触手术床金属部分
- 肋下软垫厚度应足够，让健侧肩部上臂勿受压；为避免腋神经及臂丛神经的损伤，患者上肢不要过度外展
- 体位垫应软硬适中，床单及约束带应干净平整，约束带应松紧适宜，骨骼凸出部位用软圈加以保护，必要时在受压部位粘贴防压膜，防止产生压疮
- 为防止体位摆放过程中牵拉、脱出，气管导管、导尿管及静脉穿刺管保证畅通
- 搬动患者应轻、稳、协调

三、截石位的摆放操作流程

1. 操作流程

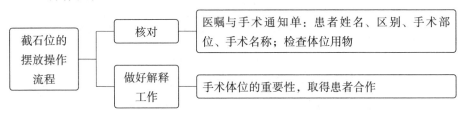

续流程

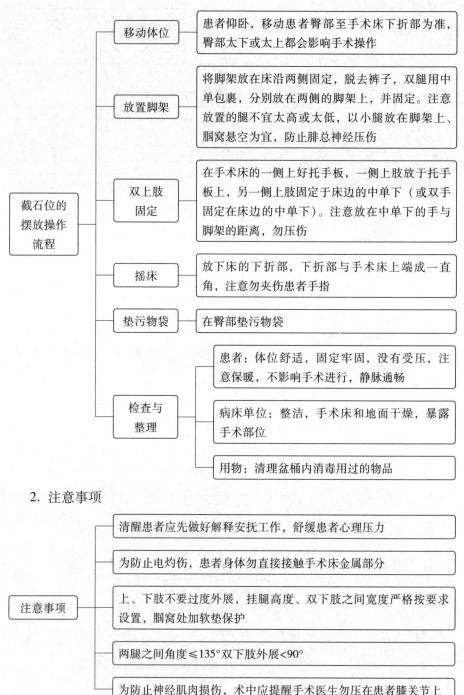

2. 注意事项

注意事项	清醒患者应先做好解释安抚工作，舒缓患者心理压力
	为防止电灼伤，患者身体勿直接接触手术床金属部分
	上、下肢不要过度外展，挂腿高度、双下肢之间宽度严格按要求设置，腘窝处加软垫保护
	两腿之间角度≤135°双下肢外展<90°
	为防止神经肌肉损伤，术中应提醒手术医生勿压在患者膝关节上

四、俯卧位的摆放操作流程

1. 操作流程

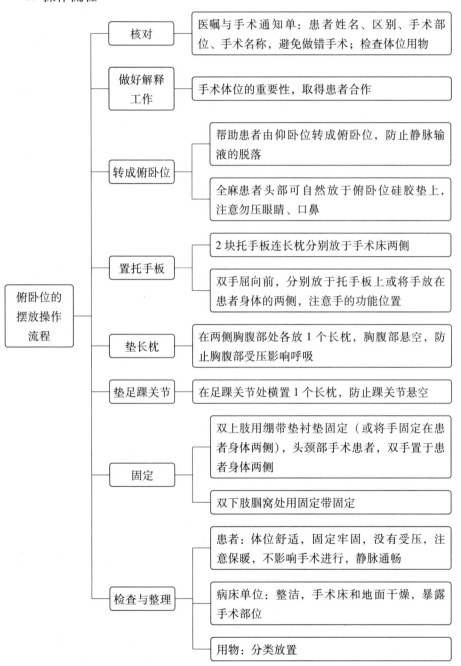

2. 注意事项

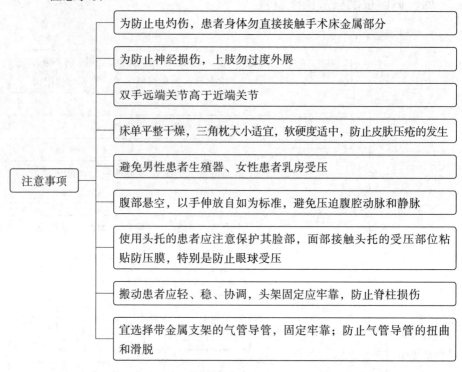

注意事项
- 为防止电灼伤，患者身体勿直接接触手术床金属部分
- 为防止神经损伤，上肢勿过度外展
- 双手远端关节高于近端关节
- 床单平整干燥，三角枕大小适宜，软硬度适中，防止皮肤压疮的发生
- 避免男性患者生殖器、女性患者乳房受压
- 腹部悬空，以手伸放自如为标准，避免压迫腹腔动脉和静脉
- 使用头托的患者应注意保护其脸部，面部接触头托的受压部位粘贴防压膜，特别是防止眼球受压
- 搬动患者应轻、稳、协调，头架固定应牢靠，防止脊柱损伤
- 宜选择带金属支架的气管导管，固定牢靠；防止气管导管的扭曲和滑脱

第三节　术中护理工作操作流程

一、手术室静脉输液操作流程

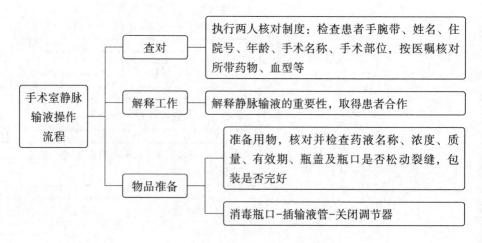

手术室静脉输液操作流程
- 查对：执行两人核对制度：检查患者手腕带、姓名、住院号、年龄、手术名称、手术部位，按医嘱核对所带药物、血型等
- 解释工作：解释静脉输液的重要性，取得患者合作
- 物品准备：
  - 准备用物，核对并检查药液名称、浓度、质量、有效期、瓶盖及瓶口是否松动裂缝，包装是否完好
  - 消毒瓶口-插输液管-关闭调节器

续流程

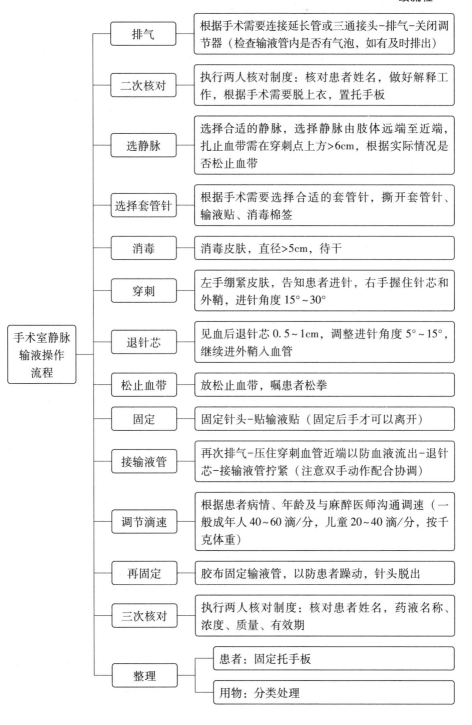

手术室静脉输液操作流程		
	排气	根据手术需要连接延长管或三通接头-排气-关闭调节器（检查输液管内是否有气泡，如有及时排出）
	二次核对	执行两人核对制度：核对患者姓名，做好解释工作，根据手术需要脱上衣，置托手板
	选静脉	选择合适的静脉，选择静脉由肢体远端至近端，扎止血带需在穿刺点上方>6cm，根据实际情况是否松止血带
	选择套管针	根据手术需要选择合适的套管针，撕开套管针、输液贴、消毒棉签
	消毒	消毒皮肤，直径>5cm，待干
	穿刺	左手绷紧皮肤，告知患者进针，右手握住针芯和外鞘，进针角度15°~30°
	退针芯	见血后退针芯0.5~1cm，调整进针角度5°~15°，继续进外鞘入血管
	松止血带	放松止血带，嘱患者松拳
	固定	固定针头-贴输液贴（固定后手才可以离开）
	接输液管	再次排气-压住穿刺血管近端以防血液流出-退针芯-接输液管拧紧（注意双手动作配合协调）
	调节滴速	根据患者病情、年龄及与麻醉医师沟通调速（一般成年人40~60滴/分，儿童20~40滴/分，按千克体重）
	再固定	胶布固定输液管，以防患者躁动，针头脱出
	三次核对	执行两人核对制度：核对患者姓名，药液名称、浓度、质量、有效期
	整理	患者：固定托手板
		用物：分类处理

二、手术室留置针穿刺操作流程

1. 操作流程

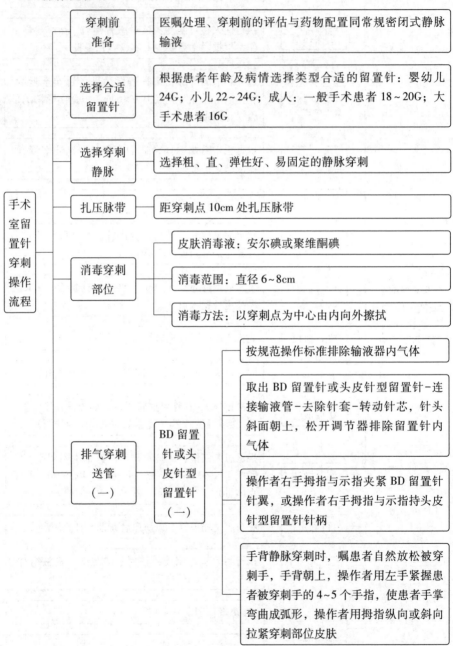

续流程

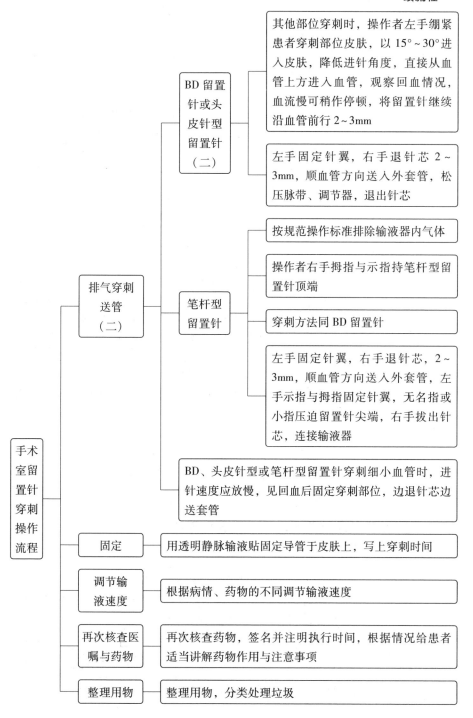

其他部位穿刺时，操作者左手绷紧患者穿刺部位皮肤，以 15°~30° 进入皮肤，降低进针角度，直接从血管上方进入血管，观察回血情况，血流慢可稍作停顿，将留置针继续沿血管前行 2~3mm

左手固定针翼，右手退针芯 2~3mm，顺血管方向送入外套管，松压脉带、调节器，退出针芯

BD 留置针或头皮针型留置针（二）

按规范操作标准排除输液器内气体

操作者右手拇指与示指持笔杆型留置针顶端

穿刺方法同 BD 留置针

左手固定针翼，右手退针芯，2~3mm，顺血管方向送入外套管，左手示指与拇指固定针翼，无名指或小指压迫留置针尖端，右手拔出针芯，连接输液器

笔杆型留置针

排气穿刺送管（二）

BD、头皮针型或笔杆型留置针穿刺细小血管时，进针速度应放慢，见回血后固定穿刺部位，边退针芯边送套管

手术室留置针穿刺操作流程

固定　用透明静脉输液贴固定导管于皮肤上，写上穿刺时间

调节输液速度　根据病情、药物的不同调节输液速度

再次核查医嘱与药物　再次核查药物，签名并注明执行时间，根据情况给患者适当讲解药物作用与注意事项

整理用物　整理用物，分类处理垃圾

2. 注意事项

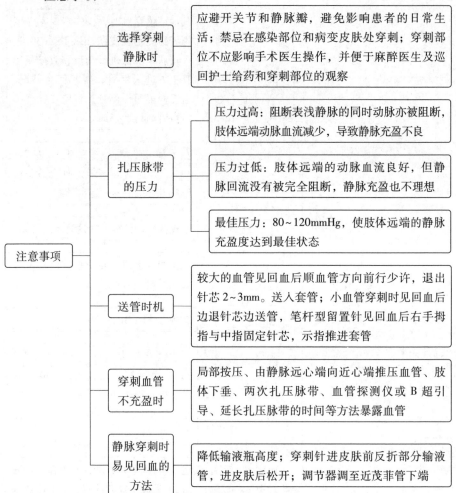

三、确诊患者身份并接入手术间操作流程

1. 操作流程

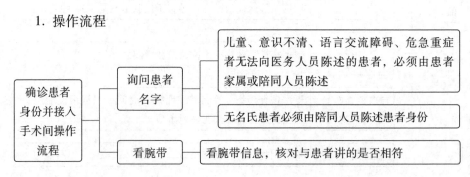

续流程

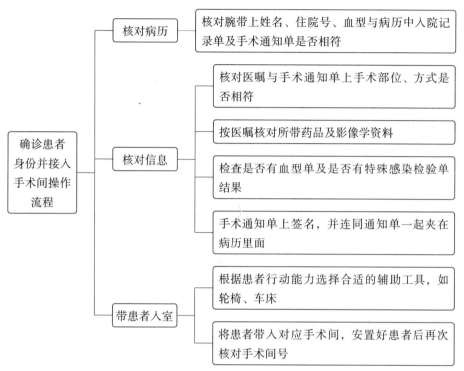

2. 注意事项

病情危重的患者由麻醉医生或手术医生协同接患者。

四、建立无菌手术器械台操作流程

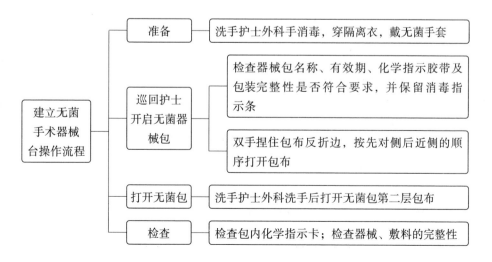

续流程

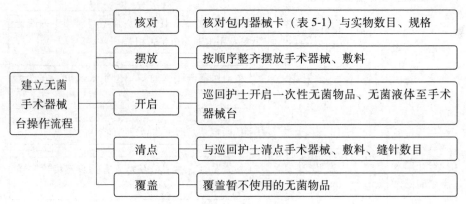

表 5-1　普通器械包内器械卡

器械名称	数量	备注
消毒钳	2 个	
巾钳	4 个	
直钳	6 个	
弯钳（6 寸）	10 个	
弯钳（7 寸）	10 个	
持针器	3 个	
腹部拉钩	6 个	
有齿、无齿镊	各 2 个	
长无齿镊	1 个	
吸引器头	1 个	
4 号刀柄	1 个	
组织剪	3 个	
线剪	1 个	
不锈钢盒子	2 个	
大弯盘或治疗碗	3 个	
小碗	2 个	
打包/复核者	洗手/巡回	
手术间号		

五、外科手术消毒操作流程

1. 操作流程

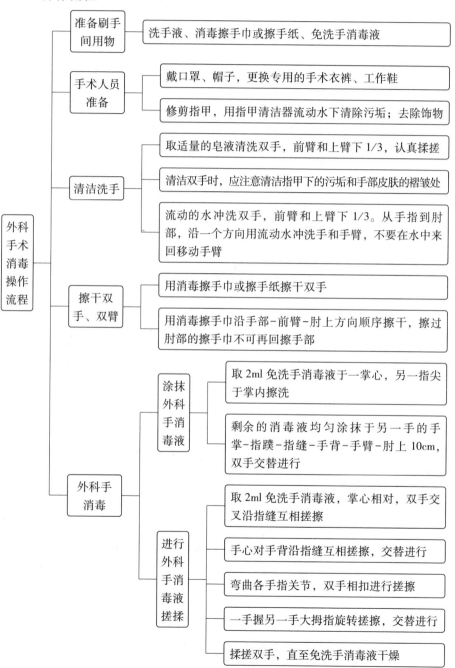

2. 注意事项

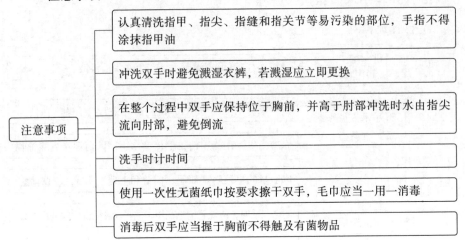

六、穿脱隔离手术衣、戴脱手套操作流程

1. 穿隔离手术衣、戴手套操作流程

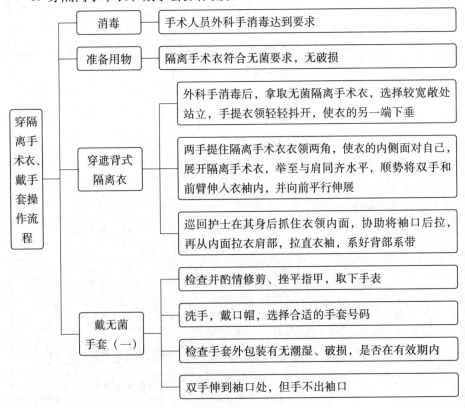

续流程

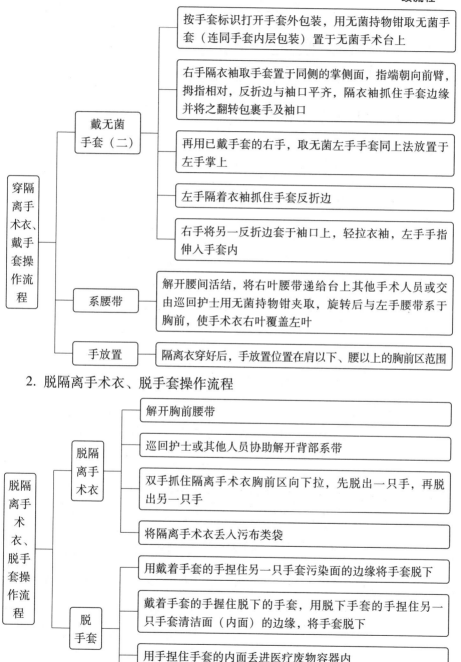

2. 脱隔离手术衣、脱手套操作流程

3. 注意事项

| 注意事项 | 未戴手套的手不可触及手套的外面，而戴手套的手则不可触及未戴手套的手或另一手套的里面 |
| | 如发现破损或污染，应立即更换 |

七、手术器械清点流程

1. 手术开始前

手术开始前	清理检查手术间垃圾袋、污物桶，查看地面有无敷料、器械、缝针等物品
	洗手护士建立无菌手术器械台，规范摆放器械、敷料
	清点时由巡回护士与洗手护士按器械摆放顺序共同唱点 2 遍，即洗手护士亲手点击并先报器械名称和数目，巡回护士确认并跟读
	巡回护士在器械敷料记录单上的相应栏目填写数目
	术前清点器械完毕后，巡回护士协助洗手护士浏览记录单，再次确认器械种类和数字准确性，防止笔误

2. 手术中

手术中	手术过程中增减的物品，洗手护士与巡回护士双方应及时清点并做好记录
	巡回护士应及时拾起手术台上掉落的物品，放于手术间内固定的位置并告知洗手护士
	术中洗手护士随时整理物品，做到心中有数
	关闭体腔前，提醒手术医生取出体腔内的敷料和手术用物，整理手术用物
	关闭体腔前、后，缝合皮肤前，分别核对器械、敷料数量，并认真检查其完整性
	清点器械、敷料无误后告知主刀医生

3. 手术结束后

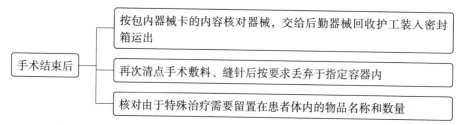

八、病理标本保存及登记操作流程

1. 病理标本保存及登记操作流程

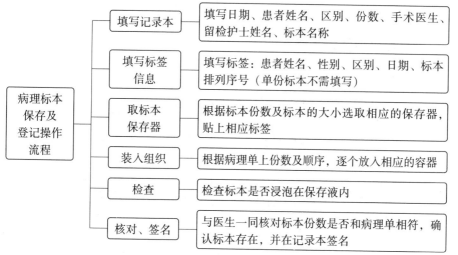

2. 注意事项

留送标本的护士及参与核对者必须持有执业资格证，实习护生及进修生必须在本院护士的监督下操作。

九、病理标本送检操作流程

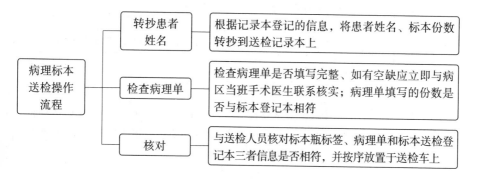

续流程

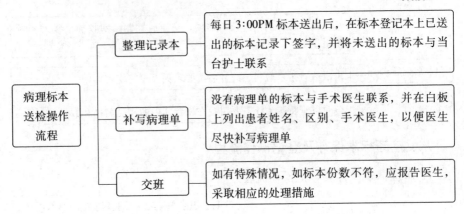

	整理记录本	每日 3:00PM 标本送出后，在标本登记本上已送出的标本记录下签字，并将未送出的标本与当台护士联系
病理标本送检操作流程	补写病理单	没有病理单的标本与手术医生联系，并在白板上列出患者姓名、区别、手术医生，以便医生尽快补写病理单
	交班	如有特殊情况，如标本份数不符，应报告医生，采取相应的处理措施

十、心脏电除颤操作流程

1. 心脏电除颤操作流程

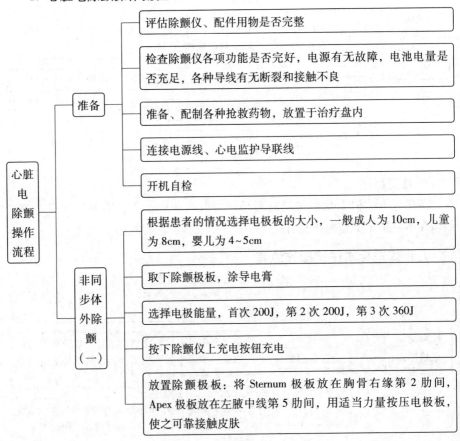

		评估除颤仪、配件用物是否完整
心脏电除颤操作流程	准备	检查除颤仪各项功能是否完好，电源有无故障，电池电量是否充足，各种导线有无断裂和接触不良
		准备、配制各种抢救药物，放置于治疗盘内
		连接电源线、心电监护导联线
		开机自检
	非同步体外除颤（一）	根据患者的情况选择电极板的大小，一般成人为 10cm，儿童为 8cm，婴儿为 4~5cm
		取下除颤极板，涂导电膏
		选择电极能量，首次 200J，第 2 次 200J，第 3 次 360J
		按下除颤仪上充电按钮充电
		放置除颤极板：将 Sternum 极板放在胸骨右缘第 2 肋间，Apex 极板放在左腋中线第 5 肋间，用适当力量按压电极板，使之可靠接触皮肤

续流程

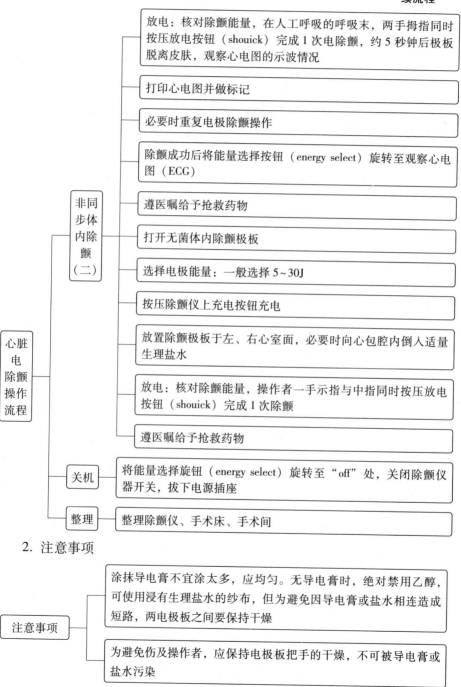

放电：核对除颤能量，在人工呼吸的呼吸末，两手拇指同时按压放电按钮（shouick）完成 1 次电除颤，约 5 秒钟后极板脱离皮肤，观察心电图的示波情况

打印心电图并做标记

必要时重复电极除颤操作

除颤成功后将能量选择按钮（energy select）旋转至观察心电图（ECG）

遵医嘱给予抢救药物

打开无菌体内除颤极板

选择电极能量：一般选择 5~30J

按压除颤仪上充电按钮充电

放置除颤极板于左、右心室面，必要时向心包腔内倒入适量生理盐水

放电：核对除颤能量，操作者一手示指与中指同时按压放电按钮（shouick）完成 1 次除颤

遵医嘱给予抢救药物

心脏电除颤操作流程 — 非同步体内除颤（二）

关机：将能量选择旋钮（energy select）旋转至"off"处，关闭除颤仪器开关，拔下电源插座

整理：整理除颤仪、手术床、手术间

2. 注意事项

注意事项：

涂抹导电膏不宜涂太多，应均匀。无导电膏时，绝对禁用乙醇，可使用浸有生理盐水的纱布，但为避免因导电膏或盐水相连造成短路，两电极板之间要保持干燥

为避免伤及操作者，应保持电极板把手的干燥，不可被导电膏或盐水污染

续流程

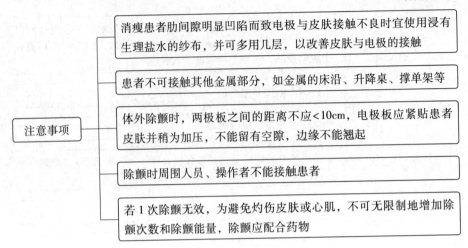

注意事项	消瘦患者肋间隙明显凹陷而致电极与皮肤接触不良时宜使用浸有生理盐水的纱布，并可多用几层，以改善皮肤与电极的接触
	患者不可接触其他金属部分，如金属的床沿、升降桌、撑单架等
	体外除颤时，两极板之间的距离不应<10cm，电极板应紧贴患者皮肤并稍为加压，不能留有空隙，边缘不能翘起
	除颤时周围人员、操作者不能接触患者
	若1次除颤无效，为避免灼伤皮肤或心肌，不可无限制地增加除颤次数和除颤能量，除颤应配合药物

十一、手术、麻醉意外抢救配合操作流程

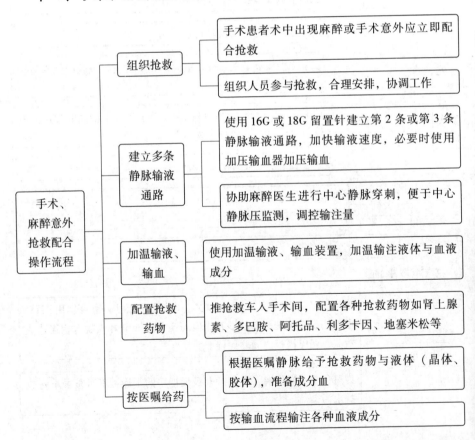

组织抢救
- 手术患者术中出现麻醉或手术意外应立即配合抢救
- 组织人员参与抢救，合理安排，协调工作

建立多条静脉输液通路
- 使用16G或18G留置针建立第2条或第3条静脉输液通路，加快输液速度，必要时使用加压输血器加压输血
- 协助麻醉医生进行中心静脉穿刺，便于中心静脉压监测，调控输注量

加温输液、输血
- 使用加温输液、输血装置，加温输注液体与血液成分

配置抢救药物
- 推抢救车入手术间，配置各种抢救药物如肾上腺素、多巴胺、阿托品、利多卡因、地塞米松等

按医嘱给药
- 根据医嘱静脉给予抢救药物与液体（晶体、胶体），准备成分血
- 按输血流程输注各种血液成分

续流程

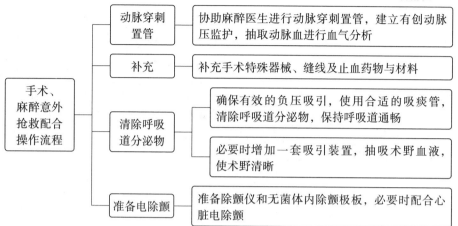

	动脉穿刺置管	协助麻醉医生进行动脉穿刺置管，建立有创动脉压监护，抽取动脉血进行血气分析
手术、麻醉意外抢救配合操作流程	补充	补充手术特殊器械、缝线及止血药物与材料
	清除呼吸道分泌物	确保有效的负压吸引，使用合适的吸痰管，清除呼吸道分泌物，保持呼吸道通畅
		必要时增加一套吸引装置，抽吸术野血液，使术野清晰
	准备电除颤	准备除颤仪和无菌体内除颤极板，必要时配合心脏电除颤

十二、术中取血、输血操作流程

1. 术中取血、输血操作流程

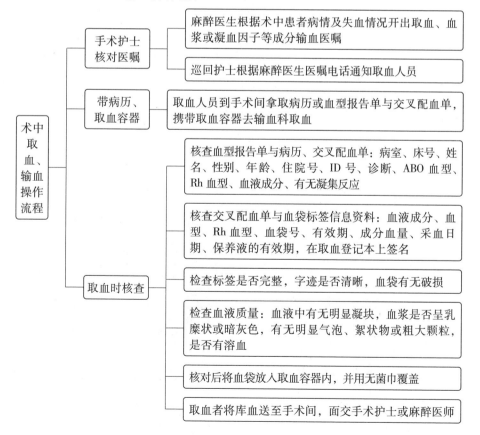

	手术护士核对医嘱	麻醉医生根据术中患者病情及失血情况开出取血、血浆或凝血因子等成分输血医嘱
术中取血、输血操作流程		巡回护士根据麻醉医生医嘱电话通知取血人员
	带病历、取血容器	取血人员到手术间拿取病历或血型报告单与交叉配血单，携带取血容器去输血科取血
	取血时核查	核查血型报告单与病历、交叉配血单：病室、床号、姓名、性别、年龄、住院号、ID 号、诊断、ABO 血型、Rh 血型、血液成分、有无凝集反应
		核查交叉配血单与血袋标签信息资料：血液成分、血型、Rh 血型、血袋号、有效期、成分血量、采血日期、保养液的有效期，在取血登记本上签名
		检查标签是否完整，字迹是否清晰，血袋有无破损
		检查血液质量：血液中有无明显凝块，血浆是否呈乳糜状或暗灰色，有无明显气泡、絮状物或粗大颗粒，是否有溶血
		核对后将血袋放入取血容器内，并用无菌巾覆盖
		取血者将库血送至手术间，面交手术护士或麻醉医师

续流程

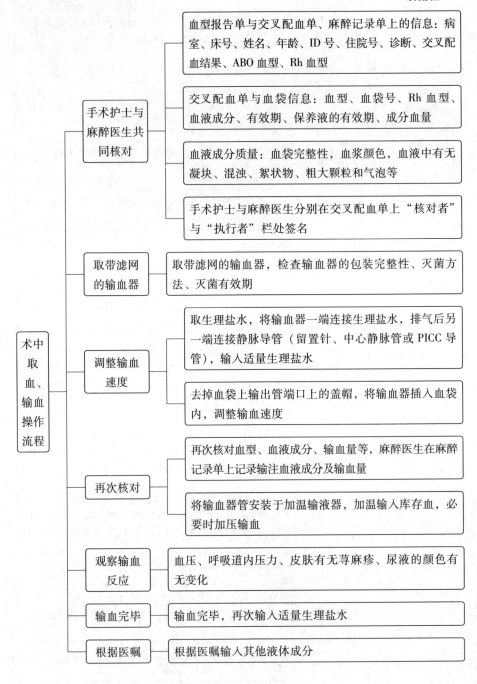

2. 注意事项

注意事项

取回的血应尽快输用，不得自行储血。冷沉淀、血浆、血小板要求在 30 分钟内输注完毕，红细胞出库后应在 4 小时内输完。输血前将血袋内的成分轻轻混匀，避免剧烈震荡。血液内不得加入其他药物；如需稀释，只能用静脉注射生理盐水

输入凝血因子时禁止加温

输血前后用静脉注射生理盐水冲洗输血管道。连续输用不同供血者的血液时，前一袋血输尽后，用静脉注射生理盐水冲洗输血器，再接下一袋血继续输注

输血过程中应先慢后快，再根据病情和年龄调整输血速度，并严密观察受血者有无输血不良反应，如出现异常情况，应及时处理。处理方法包括减慢或停止输血，用静脉注射生理盐水维持静脉通路；立即通知手术医生、麻醉医生和输血科（血库）人员，及时检查、治疗和抢救，并查找原因，做好记录

疑为溶血性或细菌污染性输血反应，应立即停止输血，用静脉注射生理盐水维护静脉通路，及时报告手术、麻醉上级医生和手术部值班护士长，在积极治疗抢救的同时，再次核对检查相关内容

输血完毕后，将输血记录单（交叉配血报告单）贴在病历中，并将血袋送回输血科（血库）至少保存 1 日

十三、术中用药操作流程

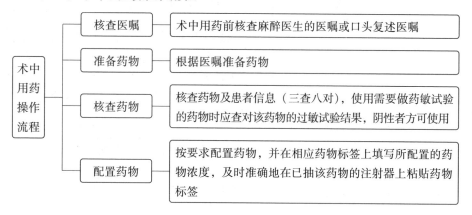

术中用药操作流程	核查医嘱	术中用药前核查麻醉医生的医嘱或口头复述医嘱
	准备药物	根据医嘱准备药物
	核查药物	核查药物及患者信息（三查八对），使用需要做药敏试验的药物时应查对该药物的过敏试验结果，阴性者方可使用
	配置药物	按要求配置药物，并在相应药物标签上填写所配置的药物浓度，及时准确地在已抽该药物的注射器上粘贴药物标签

续流程

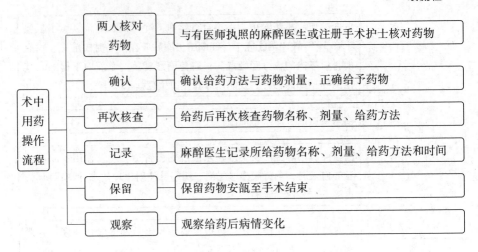

十四、术后患者转运操作流程

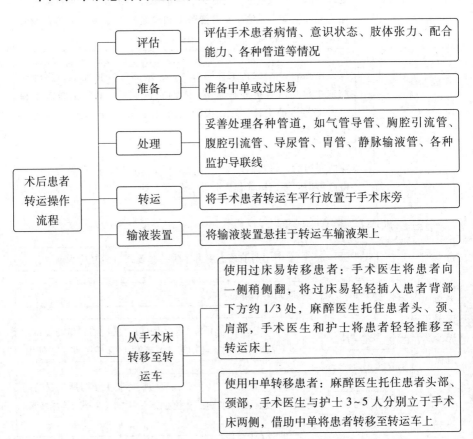

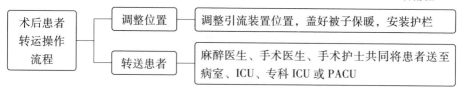

续流程

术后患者转运操作流程 —— 调整位置 —— 调整引流装置位置，盖好被子保暖，安装护栏

术后患者转运操作流程 —— 转送患者 —— 麻醉医生、手术医生、手术护士共同将患者送至病室、ICU、专科 ICU 或 PACU

第四节　术中常用设备操作流程

一、高频电刀操作流程

1. 高频电刀操作流程

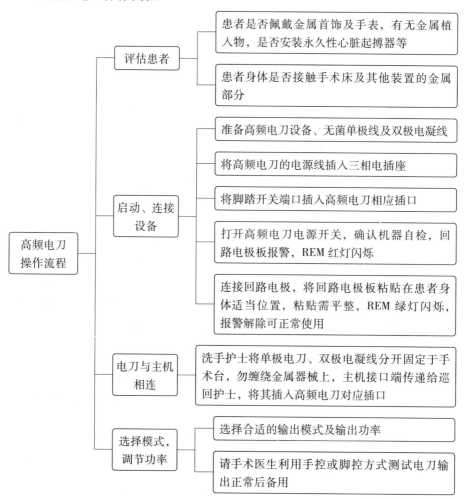

高频电刀操作流程

评估患者
- 患者是否佩戴金属首饰及手表，有无金属植入物，是否安装永久性心脏起搏器等
- 患者身体是否接触手术床及其他装置的金属部分

启动、连接设备
- 准备高频电刀设备、无菌单极线及双极电凝线
- 将高频电刀的电源线插入三相电插座
- 将脚踏开关端口插入高频电刀相应插口
- 打开高频电刀电源开关，确认机器自检，回路电极板报警，REM 红灯闪烁
- 连接回路电极，将回路电极板粘贴在患者身体适当位置，粘贴需平整，REM 绿灯闪烁，报警解除可正常使用

电刀与主机相连
- 洗手护士将单极电刀、双极电凝线分开固定于手术台，勿缠绕金属器械上，主机接口端传递给巡回护士，将其插入高频电刀对应插口

选择模式，调节功率
- 选择合适的输出模式及输出功率
- 请手术医生利用手控或脚控方式测试电刀输出正常后备用

续流程

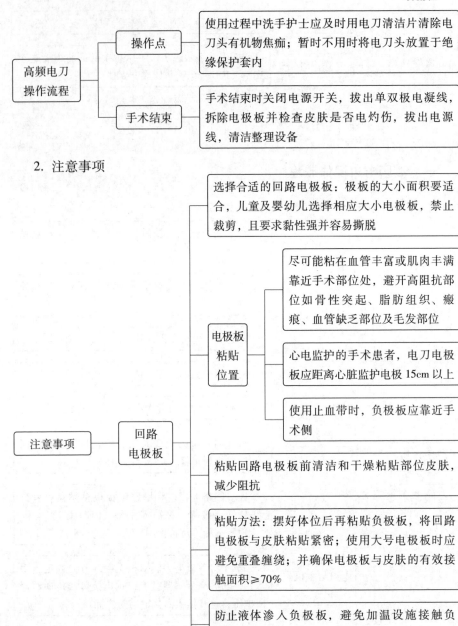

2. 注意事项

续流程

注意事项	安装心脏起搏器	安装心脏起搏器的手术患者应尽量采用双极模式、较低的功率设置，避免电流通过心脏和起搏器
	患者躁动时	患者躁动时应及时检查电极板是否移位、脱落等，如有，应关机更换
	酒精消毒	酒精消毒切口皮肤后，应稍停留 2~3 分钟，待酒精挥发后再启用电刀，以免因电火花遇易燃液体而致患者烧伤
	体内植入有金属物体	体内植入有金属物体，如钢钉、钢环、钢板等的手术患者使用高频电刀时，尽量缩短激活电极和负极板的距离，应使高频电流避开金属植入体，以防止产生涡流，灼伤患者
	绝缘	保证患者与手术床间垫上绝缘垫，身体不与其他金属物体接触，四肢不互相接触
	内镜手术	做内镜手术时操作人员应该佩戴非金属眼镜，以防止高频辐射在金属框中产生涡流加热而灼伤眼睛
	功率	切忌盲目加大输出功率，功率大小以满足手术效果为限
		成年人、小儿、婴儿负极板的最大耗散功率不同，必须正确选择（威利负极板：成年人最大 300W，小儿最大 120W，婴儿最大 35W)
	防止液体流入机壳	使用水浸湿的擦布擦拭电刀表面和电源线，防止液体流入机壳
	检查和维修	专业维修人员定期检查和维修，调节各种参数，以符合国家规定的安全标准并建立高频电刀使用登记本

二、数码超声刀操作流程

1. 数码超声刀操作流程

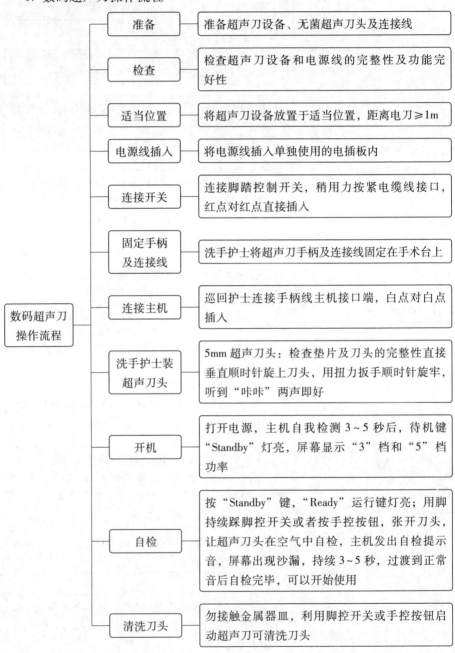

数码超声刀操作流程	准备	准备超声刀设备、无菌超声刀头及连接线
	检查	检查超声刀设备和电源线的完整性及功能完好性
	适当位置	将超声刀设备放置于适当位置，距离电刀≥1m
	电源线插入	将电源线插入单独使用的电插板内
	连接开关	连接脚踏控制开关，稍用力按紧电缆线接口，红点对红点直接插入
	固定手柄及连接线	洗手护士将超声刀手柄及连接线固定在手术台上
	连接主机	巡回护士连接手柄线主机接口端，白点对白点插入
	洗手护士装超声刀头	5mm超声刀头：检查垫片及刀头的完整性直接垂直顺时针旋上刀头，用扭力扳手顺时针旋牢，听到"咔咔"两声即好
	开机	打开电源，主机自我检测3~5秒后，待机键"Standby"灯亮，屏幕显示"3"档和"5"档功率
	自检	按"Standby"键，"Ready"运行键灯亮；用脚持续踩脚控开关或者按手控按钮，张开刀头，让超声刀头在空气中自检，主机发出自检提示音，屏幕出现沙漏，持续3~5秒，过渡到正常音后自检完毕，可以开始使用
	清洗刀头	勿接触金属器皿，利用脚控开关或手控按钮启动超声刀可清洗刀头

续流程

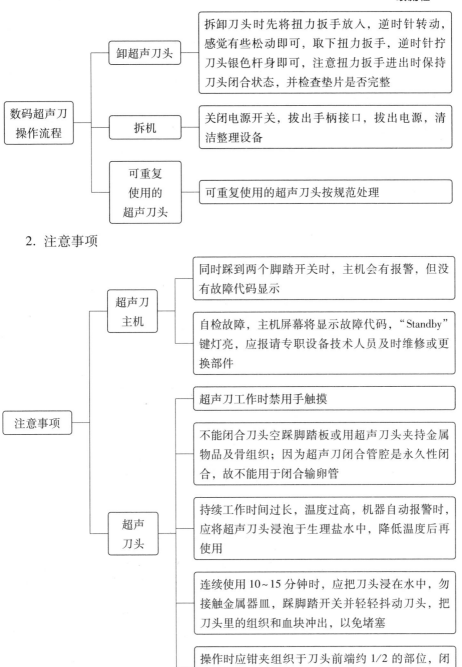

2. 注意事项

续流程

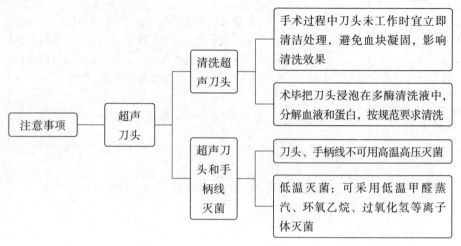

三、超声吸引刀操作流程

1. 超声吸引刀操作流程

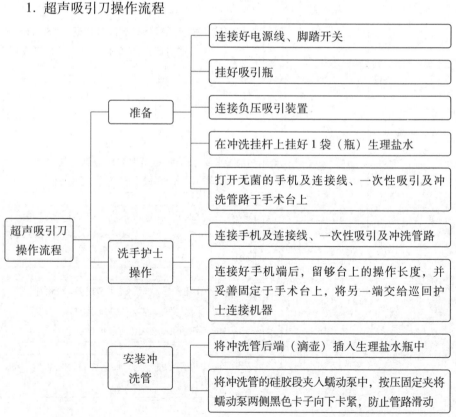

续流程

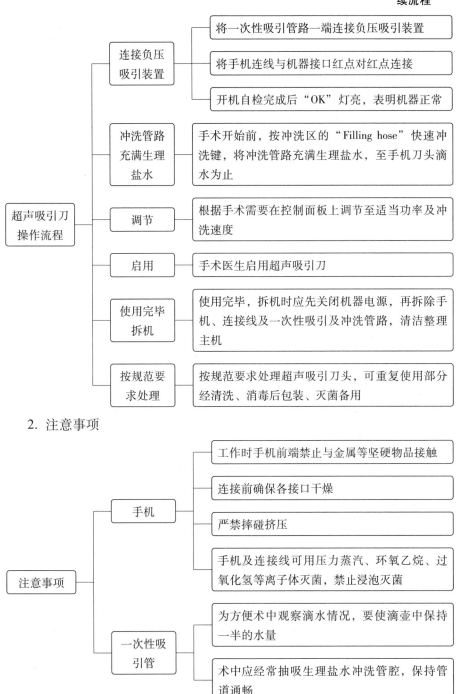

2. 注意事项

续流程

```
注意事项 ─┬─ "Error"
          │   灯亮 ─┬─ 请记录显示屏上的故障代码，并做如下处理
          │         ├─ 更换手机，如更换后可工作，说明手机故障
          │         ├─ 更换手机连接线，如更换后可工作，说明手
          │         │   机连接线故障
          │         └─ 如"OK"灯亮，可能为脚踏开关问题
          │
          ├─ 使用时
          │   无吸引 ─┬─ 观察吸引控制面板的开关键是否被关掉，并
          │           │   观察吸引量的数值
          │           ├─ 拔下真空软管与吸引瓶的连接，排除机器吸
          │           │   引泵故障
          │           ├─ 拔下吸引管与吸引瓶的连接，排除吸引瓶
          │           │   故障
          │           ├─ 拧下吸引管与手机的连接，用吸引管吸水，
          │           │   排除吸引管故障
          │           └─ 如以上都正常，可能为手机里的吸引管堵塞
          │               或吸引管与手机的连接不紧
          │
          ├─ 使用时
          │   无滴水 ─┬─ 观察滴水控制面板的滴水量是否被调为零
          │           ├─ 如为瓶装生理盐水，观察滴壶排气孔是否被
          │           │   打开
          │           └─ 观察控制滴水量的蠕动泵是否安装正确，
          │               是否完全夹闭管路，是否夹好较粗的硅胶
          │               部分
          │
          ├─ 其他简单
          │   故障排除 ── 滴水管与蠕动泵的方向是否正确
          │
          └─ 停止使用时 ── 应将超声乳化刀头放置于保护套内，避免损坏
```

四、关节镜操作流程

1. 关节镜操作流程

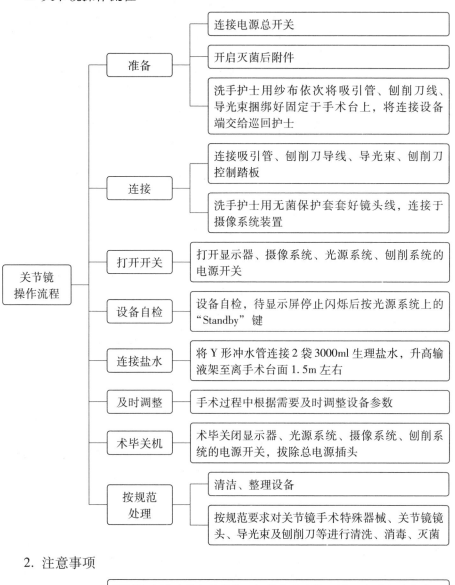

2. 注意事项

注意事项	巡回护士随时观察吸引囊，如囊内冲洗液已满，为避免吸入中心装置而造成堵塞，应及时更换
	镜头轻拿轻放，以免碰坏

五、胸腔镜操作流程

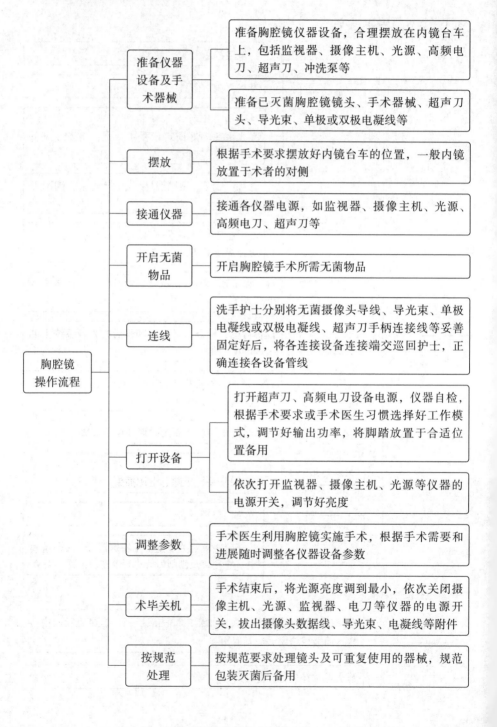

六、腹腔镜操作流程

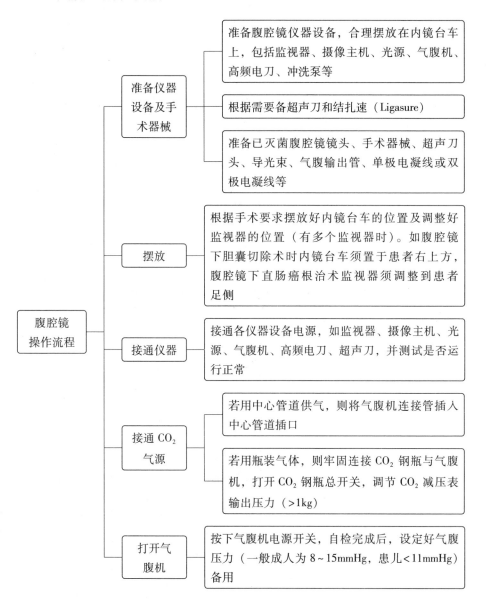

准备仪器设备及手术器械

准备腹腔镜仪器设备，合理摆放在内镜台车上，包括监视器、摄像主机、光源、气腹机、高频电刀、冲洗泵等

根据需要备超声刀和结扎速（Ligasure）

准备已灭菌腹腔镜镜头、手术器械、超声刀头、导光束、气腹输出管、单极电凝线或双极电凝线等

摆放

根据手术要求摆放好内镜台车的位置及调整好监视器的位置（有多个监视器时）。如腹腔镜下胆囊切除术时内镜台车须置于患者右上方，腹腔镜下直肠癌根治术监视器须调整到患者足侧

接通仪器

接通各仪器设备电源，如监视器、摄像主机、光源、气腹机、高频电刀、超声刀，并测试是否运行正常

接通 CO_2 气源

若用中心管道供气，则将气腹机连接管插入中心管道插口

若用瓶装气体，则牢固连接 CO_2 钢瓶与气腹机，打开 CO_2 钢瓶总开关，调节 CO_2 减压表输出压力（>1kg）

打开气腹机

按下气腹机电源开关，自检完成后，设定好气腹压力（一般成人为 8~15mmHg，患儿<11mmHg）备用

续流程

开启无菌腹腔镜镜头、手术器械、气体输入管、单极电凝线或双极电凝线、超声刀手柄及连接线等

洗手护士将无菌（或无菌保护套套好的）摄像头数据线连接好镜头，并与导光束、气体输入管、单极电凝线或双极电凝线、超声刀手柄连接线等预留好适当长度，用纱布或专用固定绳编排后用鼠齿钳妥善固定在铺好的无菌单上，将设备端逐一递给巡回护士

连接各仪器管线，将气腹管、数据线、电刀线等插入对应插口

连接设备管线

超声刀、高频电刀仪器自检，应根据手术要求或手术医生习惯选择好设备工作模式，调节好输出功率，将脚踏放置于合适位置

超声刀、高频电刀仪器自检

依次打开监视器、摄像主机、光源主机等仪器设备的电源开关，调节好亮度

手术医生使用腹腔镜器械手术时，可根据手术需要和进展随时调整各仪器设备参数

将光源亮度调到最小，依次关闭摄像主机、光源、监视器、电刀等仪器的电源开关

拔出摄像头数据线，导光束，单极、双极电凝线等附件

若当日内镜手术结束，则拔除总电源插头，整理好电源线，将仪器台车归位

按内镜处理规范要求处理镜头及可重复使用的器械

调节

腹腔镜操作流程

七、神经内镜操作流程

1. 神经内镜操作流程

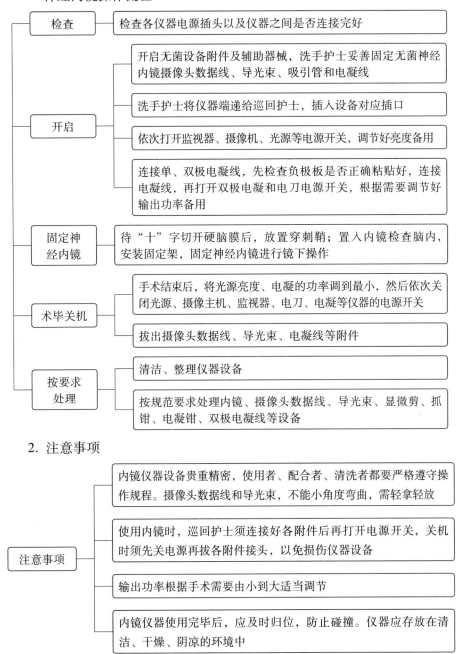

| 检查 | 检查各仪器电源插头以及仪器之间是否连接完好 |

开启
- 开启无菌设备附件及辅助器械，洗手护士妥善固定无菌神经内镜摄像头数据线、导光束、吸引管和电凝线
- 洗手护士将仪器端递给巡回护士，插入设备对应插口
- 依次打开监视器、摄像机、光源等电源开关，调节好亮度备用
- 连接单、双极电凝线，先检查负极板是否正确粘贴好，连接电凝线，再打开双极电凝和电刀电源开关，根据需要调节好输出功率备用

固定神经内镜
- 待"十"字切开硬脑膜后，放置穿刺鞘；置入内镜检查脑内，安装固定架，固定神经内镜进行镜下操作

术毕关机
- 手术结束后，将光源亮度、电凝的功率调到最小，然后依次关闭光源、摄像主机、监视器、电刀、电凝等仪器的电源开关
- 拔出摄像头数据线、导光束、电凝线等附件

按要求处理
- 清洁、整理仪器设备
- 按规范要求处理内镜、摄像头数据线、导光束、显微剪、抓钳、电凝钳、双极电凝线等设备

2. 注意事项

注意事项
- 内镜仪器设备贵重精密，使用者、配合者、清洗者都要严格遵守操作规程。摄像头数据线和导光束，不能小角度弯曲，需轻拿轻放
- 使用内镜时，巡回护士须连接好各附件后再打开电源开关，关机时须先关电源再拔各附件接头，以免损伤仪器设备
- 输出功率根据手术需要由小到大适当调节
- 内镜仪器使用完毕后，应及时归位，防止碰撞。仪器应存放在清洁、干燥、阴凉的环境中

八、手术显微镜操作流程

1. 手术显微镜操作流程

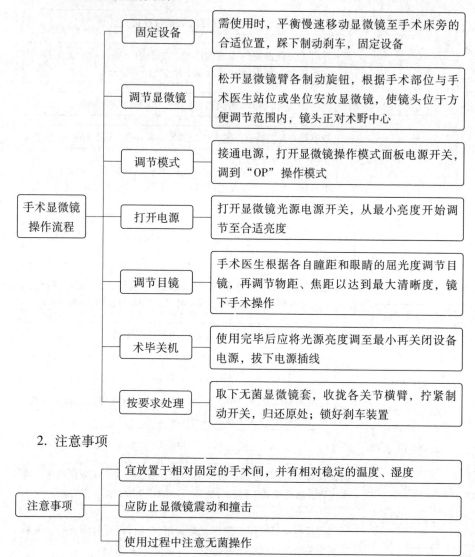

	固定设备	需使用时，平衡慢速移动显微镜至手术床旁的合适位置，踩下制动刹车，固定设备
	调节显微镜	松开显微镜臂各制动旋钮，根据手术部位与手术医生站位或坐位安放显微镜，使镜头位于方便调节范围内，镜头正对术野中心
	调节模式	接通电源，打开显微镜操作模式面板电源开关，调到"OP"操作模式
手术显微镜操作流程	打开电源	打开显微镜光源电源开关，从最小亮度开始调节至合适亮度
	调节目镜	手术医生根据各自瞳距和眼睛的屈光度调节目镜，再调节物距、焦距以达到最大清晰度，镜下手术操作
	术毕关机	使用完毕后应将光源亮度调至最小再关闭设备电源，拔下电源插线
	按要求处理	取下无菌显微镜套，收拢各关节横臂，拧紧制动开关，归还原处；锁好刹车装置

2. 注意事项

	宜放置于相对固定的手术间，并有相对稳定的温度、湿度
注意事项	应防止显微镜震动和撞击
	使用过程中注意无菌操作

第六章

手术供应区基本工作操作流程

第一节 手术器械、物品处理操作流程

一、术后器械回收操作流程

1. 操作流程

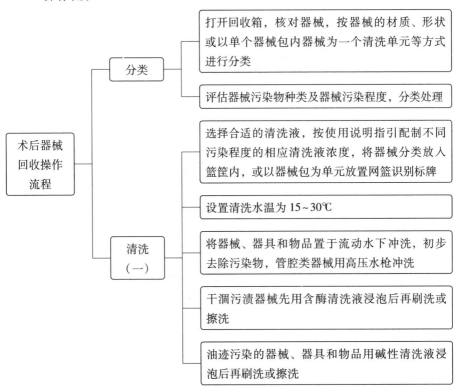

续流程

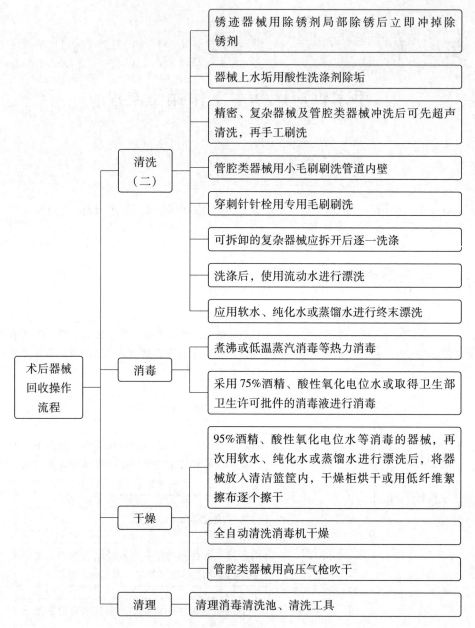

2. 注意事项

注意事项
- 为避免气溶胶产生和水滴飞溅，造成周围环境的污染和个人职业暴露，刷洗应在水面下操作
- 为防止损坏，清洗时器械要轻拿轻放；精细、贵重器械与普通器械分开放置；为防混乱，每筐器械以包为单元放置标识牌
- 为避免划伤器械保护层致器械积污、生锈，不能用钢丝球或去污粉清洗器械
- 清洗池每日应清洗消毒，清洗刷、清洗擦布每日消毒处理，干燥保存；特殊病原体污染的器械清洗后，清洗池和清洗工具应立即清理、消毒

二、术后器械清洗操作流程

（一）手工清洗操作流程
1. 操作流程

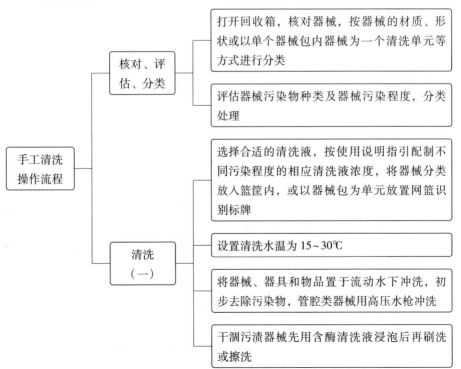

手工清洗操作流程
- 核对、评估、分类
  - 打开回收箱，核对器械，按器械的材质、形状或以单个器械包内器械为一个清洗单元等方式进行分类
  - 评估器械污染物种类及器械污染程度，分类处理
- 清洗（一）
  - 选择合适的清洗液，按使用说明指引配制不同污染程度的相应清洗液浓度，将器械分类放入篮筐内，或以器械包为单元放置网篮识别标牌
  - 设置清洗水温为 15～30℃
  - 将器械、器具和物品置于流动水下冲洗，初步去除污染物，管腔类器械用高压水枪冲洗
  - 干涸污渍器械先用含酶清洗液浸泡后再刷洗或擦洗

续流程

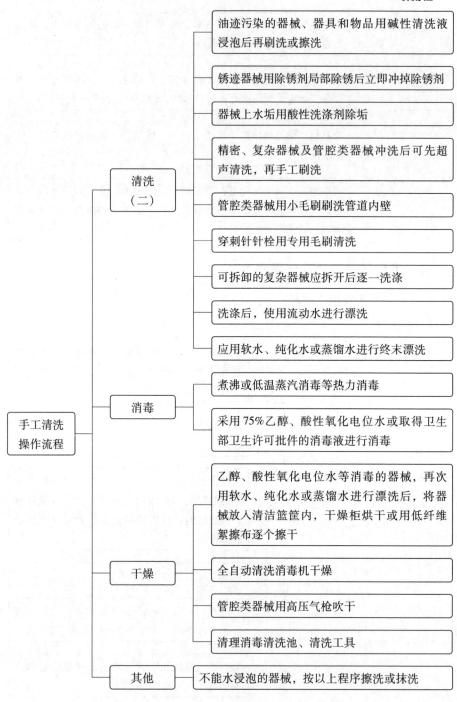

2. 注意事项

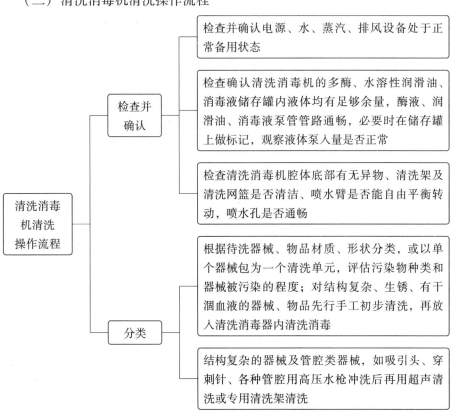

注意事项
- 为避免气溶胶产生和水滴飞溅，刷洗一定要在水面下操作，以免造成周围环境的污染和个人职业暴露
- 为防止损坏，清洗时器械要轻拿轻放
- 精细、贵重器械与普通器械分开放置；每筐器械以包为单元放置标识牌，以防混乱
- 为避免划伤器械保护层致器械积污、生锈，禁止使用钢丝球或去污粉擦洗器械
- 特殊病原体污染的器械清洗后，清洗池和清洗工具应立即清理、消毒
- 清洗刷、清洗擦布每日消毒处理，干燥保存，清洗池每日应清洗消毒

（二）清洗消毒机清洗操作流程

清洗消毒机清洗操作流程
- 检查并确认
  - 检查并确认电源、水、蒸汽、排风设备处于正常备用状态
  - 检查确认清洗消毒机的多酶、水溶性润滑油、消毒液储存罐内液体均有足够余量，酶液、润滑油、消毒液泵管管路通畅，必要时在储存罐上做标记，观察液体泵入量是否正常
  - 检查清洗消毒机腔体底部有无异物、清洗架及清洗网篮是否清洁、喷水臂是否能自由平衡转动，喷水孔是否通畅
- 分类
  - 根据待洗器械、物品材质、形状分类，或以单个器械包为一个清洗单元，评估污染物种类和器械被污染的程度；对结构复杂、生锈、有干涸血液的器械、物品先行手工初步清洗，再放入清洗消毒器内清洗消毒
  - 结构复杂的器械及管腔类器械，如吸引头、穿刺针、各种管腔用高压水枪冲洗后再用超声清洗或专用清洗架清洗

续流程

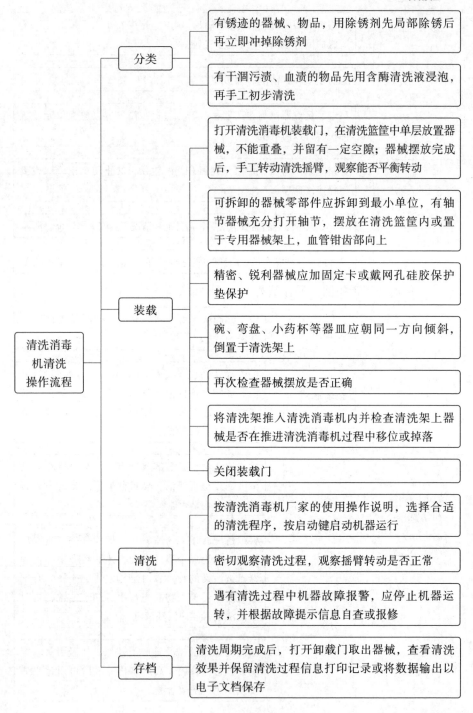

清洗消毒机清洗操作流程

分类
- 有锈迹的器械、物品，用除锈剂先局部除锈后再立即冲掉除锈剂
- 有干涸污渍、血渍的物品先用含酶清洗液浸泡，再手工初步清洗

装载
- 打开清洗消毒机装载门，在清洗篮筐中单层放置器械，不能重叠，并留有一定空隙；器械摆放完成后，手工转动清洗摇臂，观察能否平衡转动
- 可拆卸的器械零部件应拆卸到最小单位，有轴节器械充分打开轴节，摆放在清洗篮筐内或置于专用器械架上，血管钳齿部向上
- 精密、锐利器械应加固定卡或戴网孔硅胶保护垫保护
- 碗、弯盘、小药杯等器皿应朝同一方向倾斜，倒置于清洗架上
- 再次检查器械摆放是否正确
- 将清洗架推入清洗消毒机内并检查清洗架上器械是否在推进清洗消毒机过程中移位或掉落
- 关闭装载门

清洗
- 按清洗消毒机厂家的使用操作说明，选择合适的清洗程序，按启动键启动机器运行
- 密切观察清洗过程，观察摇臂转动是否正常
- 遇有清洗过程中机器故障报警，应停止机器运转，并根据故障提示信息自查或报修

存档
- 清洗周期完成后，打开卸载门取出器械，查看清洗效果并保留清洗过程信息打印记录或将数据输出以电子文档保存

（三）超声清洗机清洗操作流程

1. 操作流程

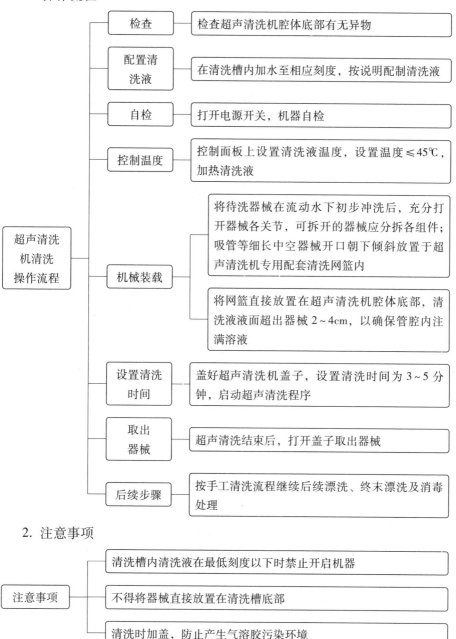

2. 注意事项

注意事项	清洗槽内清洗液在最低刻度以下时禁止开启机器
	不得将器械直接放置在清洗槽底部
	清洗时加盖，防止产生气溶胶污染环境

三、手术器械包装操作流程

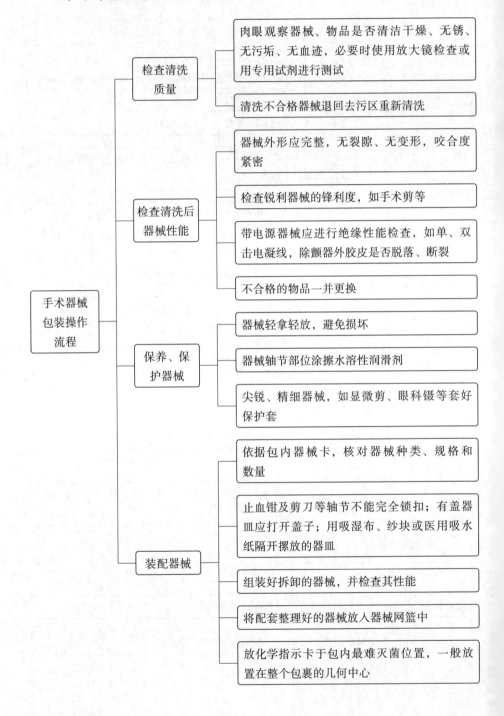

手术器械包装操作流程

- 检查清洗质量
  - 肉眼观察器械、物品是否清洁干燥、无锈、无污垢、无血迹，必要时使用放大镜检查或用专用试剂进行测试
  - 清洗不合格器械退回去污区重新清洗

- 检查清洗后器械性能
  - 器械外形应完整，无裂隙、无变形，咬合度紧密
  - 检查锐利器械的锋利度，如手术剪等
  - 带电源器械应进行绝缘性能检查，如单、双击电凝线，除颤器外胶皮是否脱落、断裂
  - 不合格的物品一并更换

- 保养、保护器械
  - 器械轻拿轻放，避免损坏
  - 器械轴节部位涂擦水溶性润滑剂
  - 尖锐、精细器械，如显微剪、眼科镊等套好保护套

- 装配器械
  - 依据包内器械卡，核对器械种类、规格和数量
  - 止血钳及剪刀等轴节不能完全锁扣；有盖器皿应打开盖子；用吸湿布、纱块或医用吸水纸隔开摞放的器皿
  - 组装好拆卸的器械，并检查其性能
  - 将配套整理好的器械放入器械网篮中
  - 放化学指示卡于包内最难灭菌位置，一般放置在整个包裹的几何中心

续流程

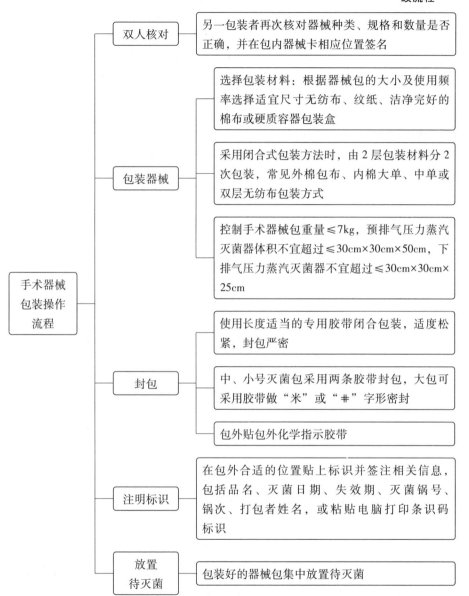

双人核对 —— 另一包装者再次核对器械种类、规格和数量是否正确，并在包内器械卡相应位置签名

包装器械 —— 选择包装材料：根据器械包的大小及使用频率选择适宜尺寸无纺布、纹纸、洁净完好的棉布或硬质容器包装盒

包装器械 —— 采用闭合式包装方法时，由2层包装材料分2次包装，常见外棉包布、内棉大单、中单或双层无纺布包装方式

包装器械 —— 控制手术器械包重量≤7kg，预排气压力蒸汽灭菌器体积不宜超过≤30cm×30cm×50cm，下排气压力蒸汽灭菌器不宜超过≤30cm×30cm×25cm

手术器械包装操作流程

封包 —— 使用长度适当的专用胶带闭合包装，适度松紧，封包严密

封包 —— 中、小号灭菌包采用两条胶带封包，大包可采用胶带做"米"或"井"字形密封

封包 —— 包外贴包外化学指示胶带

注明标识 —— 在包外合适的位置贴上标识并签注相关信息，包括品名、灭菌日期、失效期、灭菌锅号、锅次、打包者姓名，或粘贴电脑打印条识码标识

放置待灭菌 —— 包装好的器械包集中放置待灭菌

四、手术布类处理操作流程

1. 操作流程

（1）污布类回收与暂存

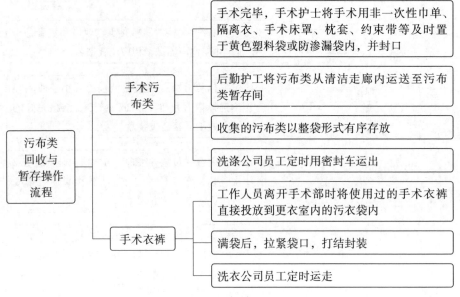

（2）洗衣公司对于手术布类的清洗与消毒原则

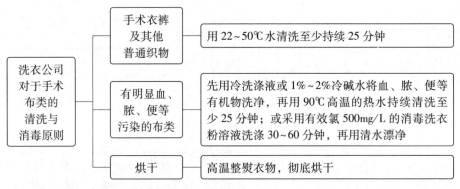

（3）清洁布类的存储、包装及使用

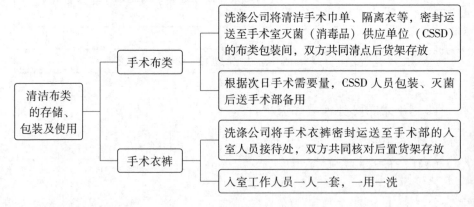

2. 注意事项

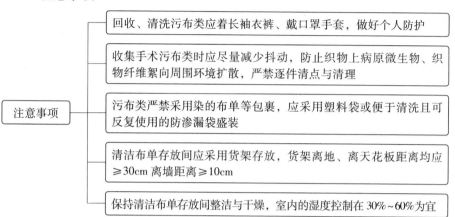

注意事项

- 回收、清洗污布类应着长袖衣裤、戴口罩手套，做好个人防护
- 收集手术污布类时应尽量减少抖动，防止织物上病原微生物、织物纤维絮向周围环境扩散，严禁逐件清点与清理
- 污布类严禁采用染的布单等包裹，应采用塑料袋或便于清洗且可反复使用的防渗漏袋盛装
- 清洁布单存放间应采用货架存放，货架离地、离天花板距离均应 ≥30cm 离墙距离 ≥10cm
- 保持清洁布单存放间整洁与干燥，室内的湿度控制在 30%~60% 为宜

五、精细手术器械处理操作流程

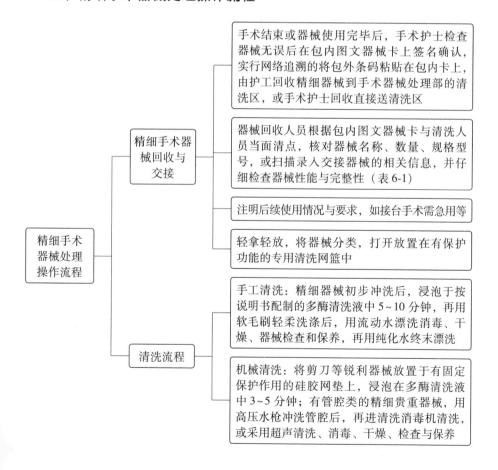

精细手术器械处理操作流程

精细手术器械回收与交接
- 手术结束或器械使用完毕后，手术护士检查器械无误后在包内图文器械卡上签名确认，实行网络追溯的将包外条码粘贴在包内卡上，由护工回收精细器械到手术器械处理部的清洗区，或手术护士回收直接送清洗区
- 器械回收人员根据包内图文器械卡与清洗人员当面清点，核对器械名称、数量、规格型号，或扫描录入交接器械的相关信息，并仔细检查器械性能与完整性（表6-1）
- 注明后续使用情况与要求，如接台手术需急用等
- 轻拿轻放，将器械分类，打开放置在有保护功能的专用清洗网篮中

清洗流程
- 手工清洗：精细器械初步冲洗后，浸泡于按说明书配制的多酶清洗液中 5~10 分钟，再用软毛刷轻柔洗涤后，用流动水漂洗消毒、干燥、器械检查和保养，再用纯化水终末漂洗
- 机械清洗：将剪刀等锐利器械放置于有固定保护作用的硅胶网垫上，浸泡在多酶清洗液中 3~5 分钟；有管腔类的精细贵重器械，用高压水枪冲洗管腔后，再进清洗消毒机清洗，或采用超声清洗、消毒、干燥、检查与保养

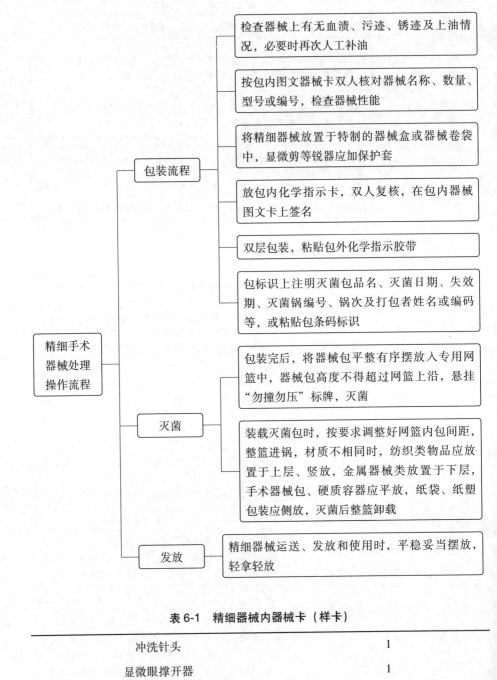

续流程

精细手术器械处理操作流程

包装流程

- 检查器械上有无血渍、污迹、锈迹及上油情况，必要时再次人工补油
- 按包内图文器械卡双人核对器械名称、数量、型号或编号，检查器械性能
- 将精细器械放置于特制的器械盒或器械卷袋中，显微剪等锐器应加保护套
- 放包内化学指示卡，双人复核，在包内器械图文卡上签名
- 双层包装，粘贴包外化学指示胶带
- 包标识上注明灭菌包品名、灭菌日期、失效期、灭菌锅编号、锅次及打包者姓名或编码等，或粘贴包条码标识

灭菌

- 包装完后，将器械包平整有序摆放入专用网篮中，器械包高度不得超过网篮上沿，悬挂"勿撞勿压"标牌，灭菌
- 装载灭菌包时，按要求调整好网篮内包间距，整篮进锅，材质不相同时，纺织类物品应放置于上层、竖放，金属器械类放置于下层，手术器械包、硬质容器应平放，纸袋、纸塑包装应侧放，灭菌后整篮卸载

发放

- 精细器械运送、发放和使用时，平稳妥当摆放，轻拿轻放

表 6-1　精细器械内器械卡（样卡）

冲洗针头	1
显微眼撑开器	1
小梁剪、角膜剪	各 1

续 表

显微持针钳	1
显微打结镊（直无齿、直有齿、弯无齿）	3
烧灼器	1
显微虹膜恢复器	1
显微刀柄	1
虹膜恢复器	1
打包者	洗手/巡回
手术间号	备注

六、过期手术器械包处理操作流程

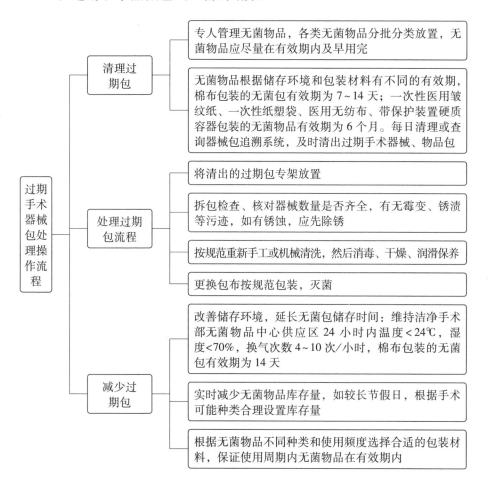

七、污染器械处理操作流程

1. 操作流程

```
                                    ┌─────────────────────────────────┐
                                    │ 疑似或确诊朊毒体污染的一次性诊疗器械、│
                                    │ 器具和物品，使用后应进行双层密闭封装焚│
                                    │ 烧处理                            │
                                    └─────────────────────────────────┘
                                    ┌─────────────────────────────────┐
                                    │ 可重复使用的器械、器具和物品：使用者应│
                                    │ 在黄色塑料袋封袋后，再将其放入特殊污染│
                                    │ 专用回收箱中双层密闭封装，并在密封箱上│
                                    │ 标明"朊毒体污染"字样              │
                   ┌──────────┐     └─────────────────────────────────┘
                   │ 朊毒体   │     ┌─────────────────────────────────┐
                   │ 污染器械 │─────│ 打开器械所有的轴节和卡锁，将其完全浸没│
                   └──────────┘     │ 在1mol/L氢氧化钠溶液内作用60分钟   │
                                    └─────────────────────────────────┘
                                    ┌─────────────────────────────────┐
                                    │ 按常规清洗、消毒、干燥、检查、包装器械 │
                                    └─────────────────────────────────┘
                                    ┌─────────────────────────────────┐
                                    │ 选用134～138℃ 18分钟，或132℃ 30分钟，│
                                    │ 或121℃ 60分钟压力蒸汽灭菌器械备用 │
                                    └─────────────────────────────────┘
                                    ┌─────────────────────────────────┐
                                    │ 疑似或确诊气性坏疽病原体污染器械的一次│
                                    │ 性诊疗器械、器具和物品，使用后应进行双│
                                    │ 层密闭封装焚烧处理                │
┌──────────┐                        └─────────────────────────────────┘
│ 污染器械 │                        ┌─────────────────────────────────┐
│ 处理操作 │                        │ 可重复使用的器械、器具和物品：使用者应│
│ 流程     │                        │ 双层黄色塑料袋封装后，再放入特殊污染专│
└──────────┘                        │ 用回收箱中，密封箱上标明"气性坏疽" │
                                    │ 字样                            │
                   ┌──────────┐     └─────────────────────────────────┘
                   │ 气性坏疽 │     ┌─────────────────────────────────┐
                   │ 病原体污 │─────│ 打开器械所有的轴节和卡锁，将其完全浸 │
                   │ 染器械   │     │ 没在1000～2000mg/L含氯或含溴消毒液中│
                   └──────────┘     │ 浸泡30～45分钟；有明显污染的浸没在  │
                                    │ 5000～10 000mg/L含氯消毒液中浸泡至少│
                                    │ 60分钟                          │
                                    └─────────────────────────────────┘
                                    ┌─────────────────────────────────┐
                                    │ 再按常规程序处理器械，即清洗、消毒、干│
                                    │ 燥、润滑保养、检查、包装、灭菌、储存、发│
                                    │ 放使用                          │
                                    └─────────────────────────────────┘
                                    ┌─────────────────────────────────┐
                                    │ 消毒处理使用过的清洗工具及清洗池     │
                                    └─────────────────────────────────┘
                   ┌──────────┐     ┌─────────────────────────────────┐
                   │   其他   │─────│ 突发原因不明的传染病病原体污染器械的处理应│
                   └──────────┘     │ 符合国家当时发布的规定            │
                                    └─────────────────────────────────┘
```

2. 注意事项

注意事项	使用前测试消毒液的有效浓度，使用的清洁剂、消毒液应每次更换
	为避免造成周围环境的污染或自身的职业暴露，每次处理工作结束后，应立即消毒清洗器具，更换个人防护用品，进行洗手和手消毒

八、医疗废物回收处理操作流程

1. 操作流程

医疗废物回收处理操作流程	分类和收集	手术后手术刀片、缝针、注射针头、输液器针头、动静脉留置针针头、麻醉穿刺针等锐器，术后应立即丢弃至手术间内黄色医疗废物专用锐器盒内
		手术敷料（如棉球、纱布、纱垫）、手套、抽吸器管、引流管、导尿管、注射器、输液器、气管导管、螺纹管等丢弃至黄色医疗垃圾专用包装袋内
		一次性引流袋、抽吸器囊等使用后，倾倒引流液入指定下水道，再将空引流袋、抽吸器囊放入黄色医疗垃圾袋内
		每台手术结束，及时更换医用垃圾袋；当锐器盒、黄色医用垃圾袋装满2/3时应关闭利器盒投入口，并锁扣到位、扎紧废物包装袋口，及时更换。垃圾袋封口后若发现包装物或容器外表面被感染性废物污染，应增加一层包装并再次封口
		残肢及废弃的手术标本等病理性医疗废物，按要求置于黄色医疗废物专用包装袋内密封，再装入专用容器内，由手术部外勤工人及时直接送至医院指定地点统一处置
		输血袋送输血科留存24小时，患者无输血反应后丢弃至黄色医疗垃圾袋内，送指定部门集中处理
		过期药物等由药剂部门统一回收、集中处置

续流程

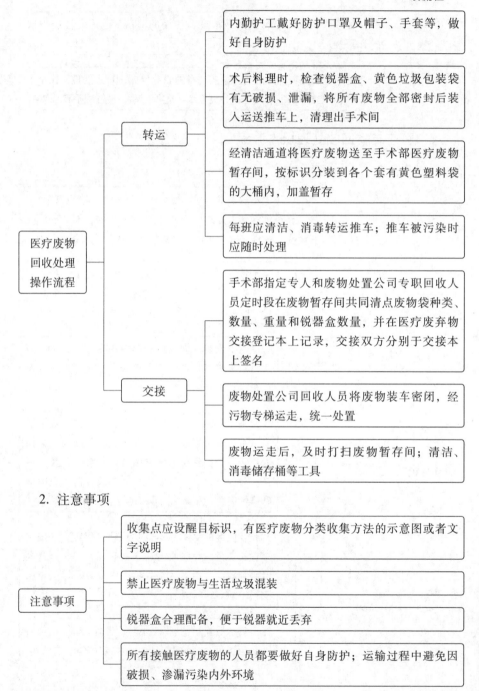

内勤护工戴好防护口罩及帽子、手套等，做好自身防护

术后料理时，检查锐器盒、黄色垃圾包装袋有无破损、泄漏，将所有废物全部密封后装入运送推车上，清理出手术间

转运

经清洁通道将医疗废物送至手术部医疗废物暂存间，按标识分装到各个套有黄色塑料袋的大桶内，加盖暂存

每班应清洁、消毒转运推车；推车被污染时应随时处理

医疗废物回收处理操作流程

手术部指定专人和废物处置公司专职回收人员定时段在废物暂存间共同清点废物袋种类、数量、重量和锐器盒数量，并在医疗废弃物交接登记本上记录，交接双方分别于交接本上签名

交接

废物处置公司回收人员将废物装车密闭，经污物专梯运走，统一处置

废物运走后，及时打扫废物暂存间；清洁、消毒储存桶等工具

2. 注意事项

收集点应设醒目标识，有医疗废物分类收集方法的示意图或者文字说明

注意事项

禁止医疗废物与生活垃圾混装

锐器盒合理配备，便于锐器就近丢弃

所有接触医疗废物的人员都要做好自身防护；运输过程中避免因破损、渗漏污染内外环境

第二节 手术室无菌物品管理操作流程

一、无菌物品中心供应区工作操作流程

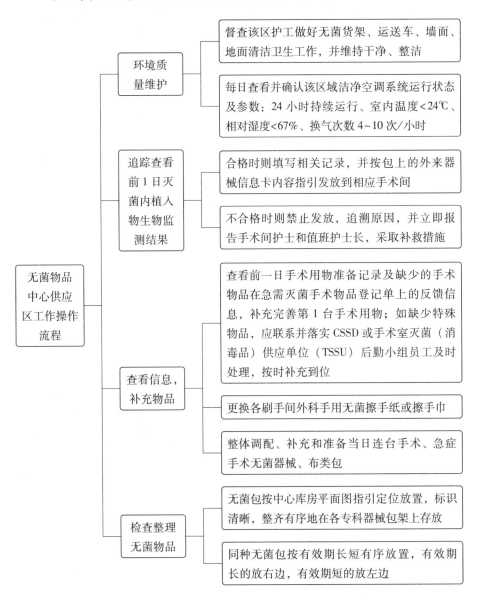

环境质量维护
- 督查该区护工做好无菌货架、运送车、墙面、地面清洁卫生工作，并维持干净、整洁
- 每日查看并确认该区域洁净空调系统运行状态及参数：24 小时持续运行、室内温度<24℃、相对湿度<67%、换气次数 4~10 次/小时

追踪查看前 1 日灭菌内植入物生物监测结果
- 合格时则填写相关记录，并按包上的外来器械信息卡内容指引发放到相应手术间
- 不合格时则禁止发放，追溯原因，并立即报告手术间护士和值班护士长，采取补救措施

无菌物品中心供应区工作操作流程

查看信息，补充物品
- 查看前一日手术用物准备记录及缺少的手术物品在急需灭菌手术物品登记单上的反馈信息，补充完善第 1 台手术用物；如缺少特殊物品，应联系并落实 CSSD 或手术室灭菌（消毒品）供应单位（TSSU）后勤小组员工及时处理，按时补充到位
- 更换各刷手间外科手用无菌擦手纸或擦手巾
- 整体调配、补充和准备当日连台手术、急症手术无菌器械、布类包

检查整理无菌物品
- 无菌包按中心库房平面图指引定位放置，标识清晰，整齐有序地在各专科器械包架上存放
- 同种无菌包按有效期长短有序放置，有效期长的放右边，有效期短的放左边

续流程

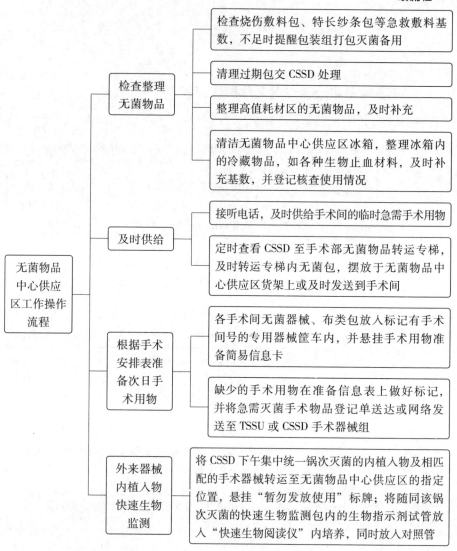

检查整理无菌物品
- 检查烧伤敷料包、特长纱条包等急救敷料基数，不足时提醒包装组打包灭菌备用
- 清理过期包交 CSSD 处理
- 整理高值耗材区的无菌物品，及时补充
- 清洁无菌物品中心供应区冰箱，整理冰箱内的冷藏物品，如各种生物止血材料，及时补充基数，并登记核查使用情况

及时供给
- 接听电话，及时供给手术间的临时急需手术用物
- 定时查看 CSSD 至手术部无菌物品转运专梯，及时转运专梯内无菌包，摆放于无菌物品中心供应区货架上或及时发送到手术间

根据手术安排表准备次日手术用物
- 各手术间无菌器械、布类包放入标记有手术间号的专用器械筐车内，并悬挂手术用物准备简易信息卡
- 缺少的手术用物在准备信息表上做好标记，并将急需灭菌手术品登记单送达或网络发送至 TSSU 或 CSSD 手术器械组

外来器械内植入物快速生物监测
- 将 CSSD 下午集中统一锅次灭菌的内植入物及相匹配的手术器械转运至无菌物品中心供应区的指定位置，悬挂"暂勿发放使用"标牌；将随同该锅次灭菌的快速生物监测包内的生物指示剂试管放入"快速生物阅读仪"内培养，同时放入对照管

二、无菌物品储存操作流程

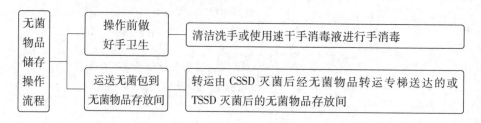

无菌物品储存操作流程
- 操作前做好手卫生 —— 清洁洗手或使用速干手消毒液进行手消毒
- 运送无菌包到无菌物品存放间 —— 转运由 CSSD 灭菌后经无菌物品转运专梯送达的或 TSSD 灭菌后的无菌物品存放间

续流程

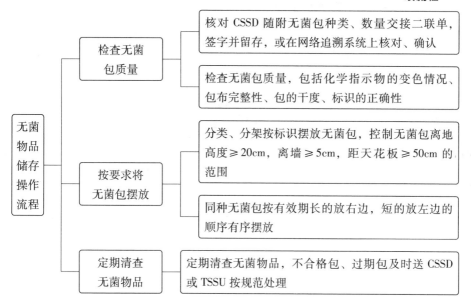

核对 CSSD 随附无菌包种类、数量交接二联单，签字并留存，或在网络追溯系统上核对、确认

检查无菌包质量，包括化学指示物的变色情况、包布完整性、包的干度、标识的正确性

检查无菌包质量

分类、分架按标识摆放无菌包，控制无菌包离地高度≥20cm，离墙≥5cm，距天花板≥50cm 的范围

同种无菌包按有效期长的放右边，短的放左边的顺序有序摆放

按要求将无菌包摆放

定期清查无菌物品，不合格包、过期包及时送 CSSD 或 TSSU 按规范处理

定期清查无菌物品

无菌物品储存操作流程

三、无菌物品发放操作流程

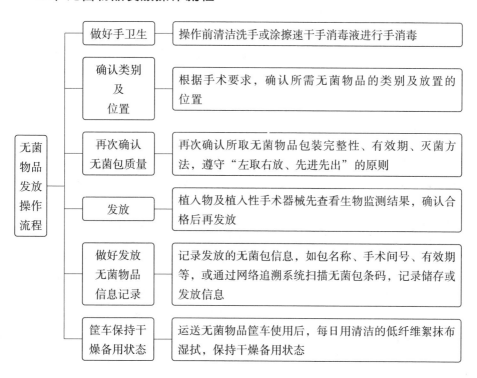

做好手卫生 ── 操作前清洁洗手或涂擦速干手消毒液进行手消毒

确认类别及位置 ── 根据手术要求，确认所需无菌物品的类别及放置的位置

再次确认无菌包质量 ── 再次确认所取无菌物品包装完整性、有效期、灭菌方法，遵守"左取右放、先进先出"的原则

发放 ── 植入物及植入性手术器械先查看生物监测结果，确认合格后再发放

做好发放无菌物品信息记录 ── 记录发放的无菌包信息，如包名称、手术间号、有效期等，或通过网络追溯系统扫描无菌包条码，记录储存或发放信息

筐车保持干燥备用状态 ── 运送无菌物品筐车使用后，每日用清洁的低纤维絮抹布湿拭，保持干燥备用状态

无菌物品发放操作流程

四、一次性无菌物品储存操作流程

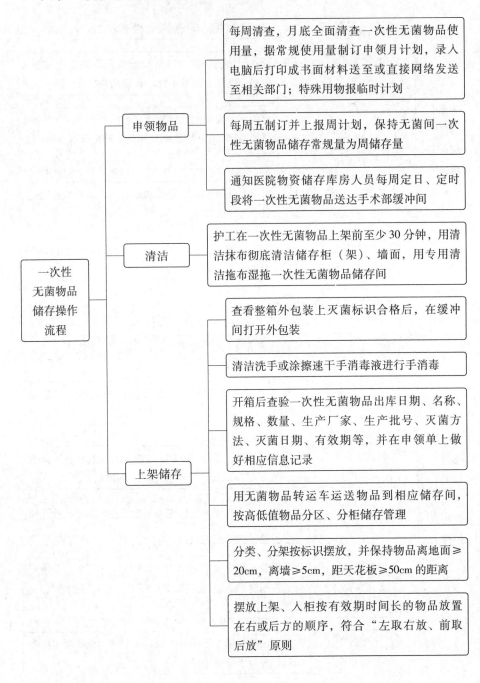

一次性无菌物品储存操作流程

申领物品
- 每周清查，月底全面清查一次性无菌物品使用量，据常规使用量制订申领月计划，录入电脑后打印成书面材料送或直接网络发送至相关部门；特殊用物报临时计划
- 每周五制订并上报周计划，保持无菌间一次性无菌物品储存常规量为周储存量
- 通知医院物资储存库房人员每周定日、定时段将一次性无菌物品送达手术部缓冲间

清洁
- 护工在一次性无菌物品上架前至少30分钟，用清洁抹布彻底清洁储存柜（架）、墙面，用专用清洁拖布湿拖一次性无菌物品储存间

上架储存
- 查看整箱外包装上灭菌标识合格后，在缓冲间打开外包装
- 清洁洗手或涂擦速干手消毒液进行手消毒
- 开箱后查验一次性无菌物品出库日期、名称、规格、数量、生产厂家、生产批号、灭菌方法、灭菌日期、有效期等，并在申领单上做好相应信息记录
- 用无菌物品转运车运送物品到相应储存间，按高低值物品分区、分柜储存管理
- 分类、分架按标识摆放，并保持物品离地面≥20cm，离墙≥5cm，距天花板≥50cm的距离
- 摆放上架、入柜按有效期时间长的物品放置在右或后方的顺序，符合"左取右放、前取后放"原则

五、一次性无菌物品发放或自取操作流程

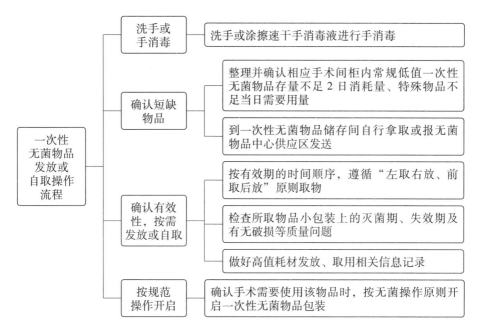

六、一次性无菌物品管理操作流程

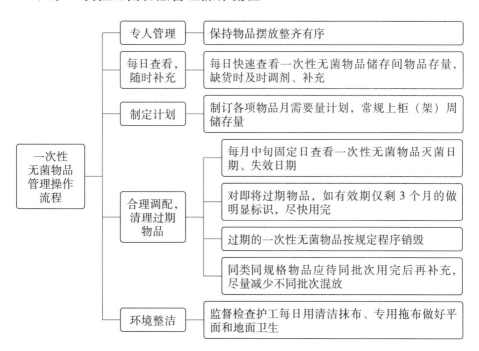

七、高值耗材储存、发放操作流程

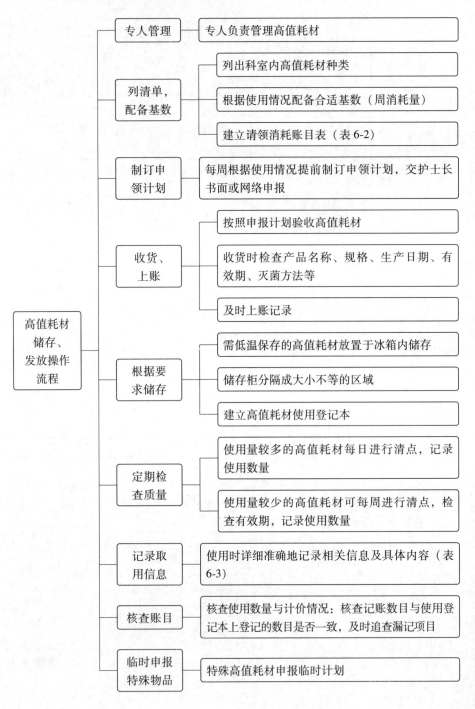

表6-2 手术部高值耗材周基数与使用账目表

	星期一	星期二	星期三	星期四	星期五	星期六	星期日
耗材名							
基数							
合计							
备注							

表6-3 手术部高值耗材使用情况登记表

日期	手术间	病室/床号	患者姓名	耗材种类	取物人	核账人

八、手术室与供应室无菌包的交接操作流程

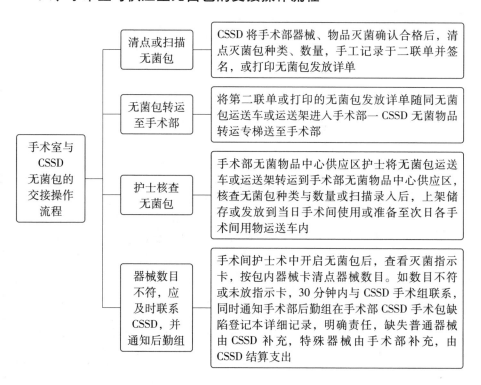

手术室与CSSD无菌包的交接操作流程	清点或扫描无菌包	CSSD将手术部器械、物品灭菌确认合格后，清点灭菌包种类、数量，手工记录于二联单并签名，或打印无菌包发放详单
	无菌包转运至手术部	将第二联单或打印的无菌包发放详单随同无菌包运送车或运送架进入手术部—CSSD无菌物品转运专梯送至手术部
	护士核查无菌包	手术部无菌物品中心供应区护士将无菌包运送车或运送架转运到手术部无菌物品中心供应区，核查无菌包种类与数量或扫描录入后，上架储存或发放到当日手术间使用或准备至次日各手术间用物运送车内
	器械数目不符，应及时联系CSSD，并通知后勤组	手术间护士术中开启无菌包后，查看灭菌指示卡，按包内器械卡清点器械数目。如数目不符或未放指示卡，30分钟内与CSSD手术组联系，同时通知手术部后勤组在手术部CSSD手术包缺陷登记本详细记录，明确责任，缺失普通器械由CSSD补充，特殊器械由手术部补充，由CSSD结算支出

九、手术室与供应室术后器械的交接操作流程

手术室与供应室术后器械的交接操作流程

术毕，清点器械数目，装入回收密封箱内 —— 手术后，洗手护士或巡回护士清点器械数目，装入器械回收密封箱内，在包内器械卡上清晰填写洗手护士或巡回护士姓名，注明手术间号码；有追溯系统的将条码粘贴在器械包内卡上，在器械上喷洒保湿剂

回收箱送至手术部—供应室器械交接处 —— 手术部后勤组护工把术后的器械从手术间运送到CSSD器械交接处

暂存清点后，运送到CSSD —— CSSD员工到手术部污物暂存处装载术后器械，清点器械箱数并记录，然后运送到CSSD去污区

清点器械数目与实际不符时，及时联系 —— CSSD去污区手术组护士清点器械数量，如数目不符，30分钟内与手术间护士联系以便及时查找

CSSD清洗消毒器械及回收箱 —— CSSD清洗保养器械，清洗消毒器械回收车与回收箱

包装、灭菌后送达手术部 —— CSSD包装区手术组护士逐一检查器械质量并扫描清洗条码牌，确认清洗质量合格；按器械包内卡数量和规格装配、包装手术器械，并双人复核签名，或在器械追溯系统录入包装相关信息，打印包外条码标识，封包，签注相关信息或直接粘贴条码标识

CSSD消毒员灭菌手术器械包后，再将其用专车或专架暂存后经无菌物品转运梯送手术部

第三节　手术室内镜器械处理操作流程

一、术后内镜器械、物品回收操作流程

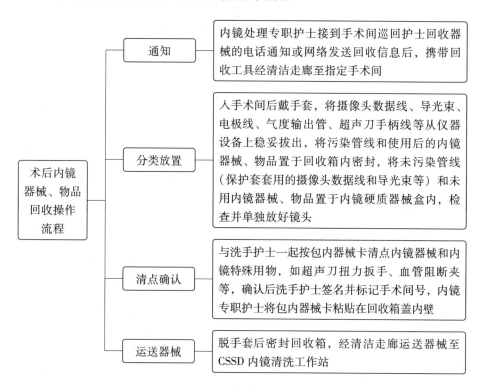

	通知	内镜处理专职护士接到手术间巡回护士回收器械的电话通知或网络发送回收信息后，携带回收工具经清洁走廊至指定手术间
术后内镜器械、物品回收操作流程	分类放置	入手术间后戴手套，将摄像头数据线、导光束、电极线、气度输出管、超声刀手柄线等从仪器设备上稳妥拔出，将污染管线和使用后的内镜器械、物品置于回收箱内密封，将未污染管线（保护套套用的摄像头数据线和导光束等）和未用内镜器械、物品置于内镜硬质器械盒内，检查并单独放好镜头
	清点确认	与洗手护士一起按包内器械卡清点内镜器械和内镜特殊用物，如超声刀扭力扳手、血管阻断夹等，确认后洗手护士签名并标记手术间号，内镜专职护士将包内器械卡粘贴在回收箱盖内壁
	运送器械	脱手套后密封回收箱，经清洁走廊运送器械至CSSD内镜清洗工作站

二、不可浸泡内镜器械清洗操作流程

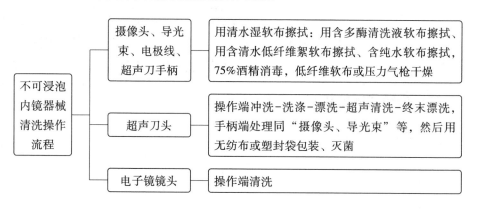

	摄像头、导光束、电极线、超声刀手柄	用清水湿软布擦拭：用含多酶清洗液软布擦拭、用含清水低纤维絮软布擦拭、含纯水软布擦拭，75%酒精消毒，低纤维软布或压力气枪干燥
不可浸泡内镜器械清洗操作流程	超声刀头	操作端冲洗-洗涤-漂洗-超声清洗-终末漂洗，手柄端处理同"摄像头、导光束"等，然后用无纺布或塑封袋包装、灭菌
	电子镜镜头	操作端清洗

三、可浸泡内镜器械清洗操作流程

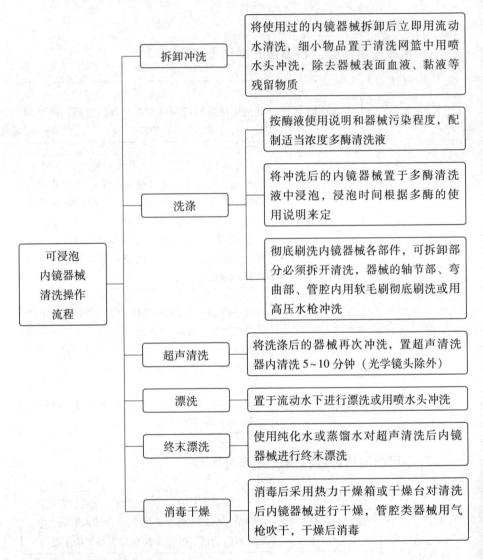

可浸泡内镜器械清洗操作流程

- **拆卸冲洗**：将使用过的内镜器械拆卸后立即用流动水清洗，细小物品置于清洗网篮中用喷水头冲洗，除去器械表面血液、黏液等残留物质
- **洗涤**：
  - 按酶液使用说明和器械污染程度，配制适当浓度多酶清洗液
  - 将冲洗后的内镜器械置于多酶清洗液中浸泡，浸泡时间根据多酶的使用说明来定
  - 彻底刷洗内镜器械各部件，可拆卸部分必须拆开清洗，器械的轴节部、弯曲部、管腔内用软毛刷彻底刷洗或用高压水枪冲洗
- **超声清洗**：将洗涤后的器械再次冲洗，置超声清洗器内清洗5~10分钟（光学镜头除外）
- **漂洗**：置于流动水下进行漂洗或用喷水头冲洗
- **终末漂洗**：使用纯化水或蒸馏水对超声清洗后内镜器械进行终末漂洗
- **消毒干燥**：消毒后采用热力干燥箱或干燥台对清洗后内镜器械进行干燥，管腔类器械用气枪吹干，干燥后消毒

四、内镜器械包装操作流程

1. 检查

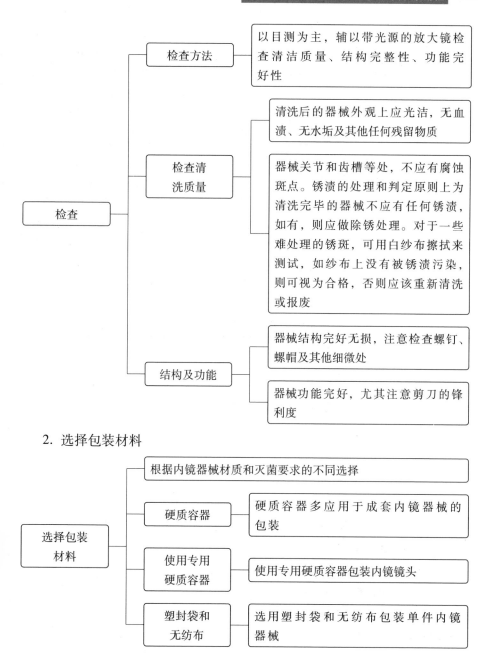

2. 选择包装材料

3. 包装

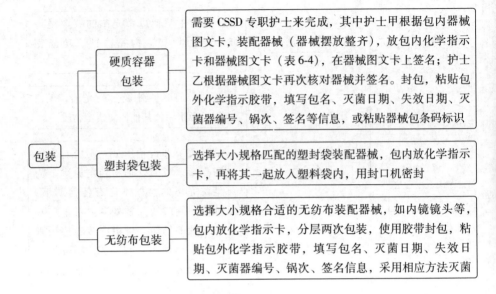

需要 CSSD 专职护士来完成，其中护士甲根据包内器械图文卡，装配器械（器械摆放整齐），放包内化学指示卡和器械图文卡（表 6-4），在器械图文卡上签名；护士乙根据器械图文卡再次核对器械并签名。封包，粘贴包外化学指示胶带，填写包名、灭菌日期、失效日期、灭菌器编号、锅次、签名等信息，或粘贴器械包条码标识

选择大小规格匹配的塑封袋装配器械，包内放化学指示卡，再将其一起放入塑料袋内，用封口机密封

选择大小规格合适的无纺布装配器械，如内镜镜头等，包内放化学指示卡，分层两次包装，使用胶带封包，粘贴包外化学指示胶带，填写包名、灭菌日期、失效日期、灭菌器编号、锅次、签名信息，采用相应方法灭菌

包装：硬质容器包装、塑封袋包装、无纺布包装

表 6-4　内镜包内器械图文卡

大鼠齿抓钳	1
弯分离钳、直抓钳	各 1
弯分离剪	1
取石钳	1
大钛夹钳、中钛夹钳	各 1
长转换器（+密封帽）	1 套
负压插头	1
气腹针	1
抽气管	1
弹簧抓钳（手柄套管 1、芯 1）	1
5mm Trocar（外套 2、芯 1、密封帽 2）	1 套共 5 件
短转换器（+密封帽）	1 套
抽吸头（三通主杆+帽 2）	1 套
11mm Trocar（外套+阀瓣+旋塞+密封帽各 2、芯 1）	1 套共 9 件
气腹管	1
冲水连接管	1
打包者	使用手术间号
交包者	手术结束时间

五、内镜手术用物发放操作流程

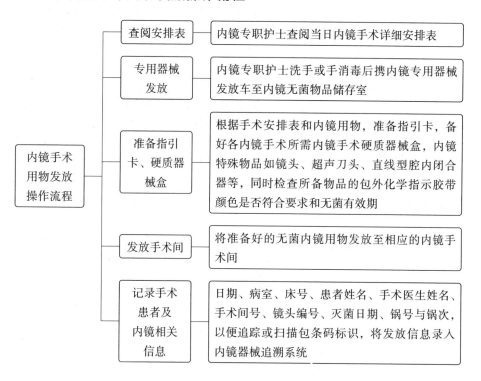

内镜手术用物发放操作流程	查阅安排表	内镜专职护士查阅当日内镜手术详细安排表
	专用器械发放	内镜专职护士洗手或手消毒后携内镜专用器械发放车至内镜无菌物品储存室
	准备指引卡、硬质器械盒	根据手术安排表和内镜用物，准备指引卡，备好各内镜手术所需内镜手术硬质器械盒，内镜特殊物品如镜头、超声刀头、直线型腔内闭合器等，同时检查所备物品的包外化学指示胶带颜色是否符合要求和无菌有效期
	发放手术间	将准备好的无菌内镜用物发放至相应的内镜手术间
	记录手术患者及内镜相关信息	日期、病室、床号、患者姓名、手术医生姓名、手术间号、镜头编号、灭菌日期、锅号与锅次，以便追踪或扫描包条码标识，将发放信息录入内镜器械追溯系统

第四节 外来手术器械处理操作流程

一、外来手术器械接收操作流程

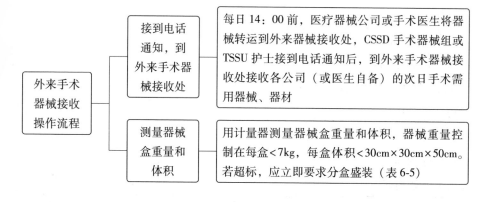

| 外来手术器械接收操作流程 | 接到电话通知，到外来手术器械接收处 | 每日 14：00 前，医疗器械公司或手术医生将器械转运到外来器械接收处，CSSD 手术器械组或 TSSU 护士接到电话通知后，到外来手术器械接收处接收各公司（或医生自备）的次日手术需用器械、器材 |
| | 测量器械盒重量和体积 | 用计量器测量器械盒重量和体积，器械重量控制在每盒<7kg，每盒体积<30cm×30cm×50cm。若超标，应立即要求分盒盛装（表6-5） |

续流程

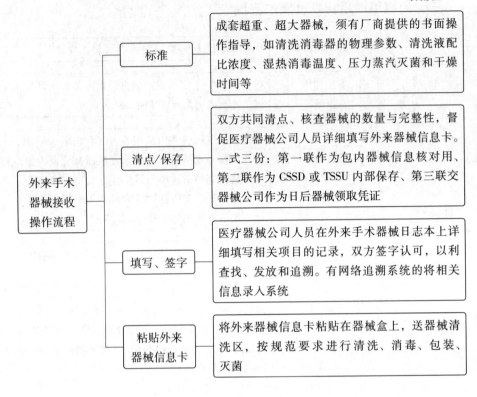

表 6-5　外来器械信息卡

	公司填写	CSSD/TSSU 核对（√）
公司名称		
器械品牌/名称		
器械数量		
植入物种类/规格/数量		
器械、物品灭菌方法		
手术患者姓名/病室/床号		
拟施手术名称		
主刀医生		
送达日期/时间		
拟使用日期/时间		

	公司填写	CSSD/TSSU 核对（√）
交接双方签名		
清洗标识牌号		
生物监测结果/监测者签名		
使用手术/护士签名		

二、外来手术器械返还操作流程

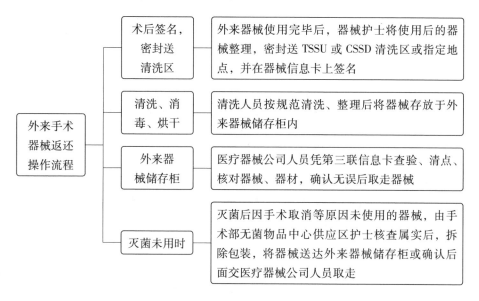

三、外来手术器械清洗操作流程

1. 操作流程

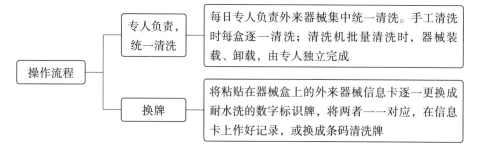

续流程

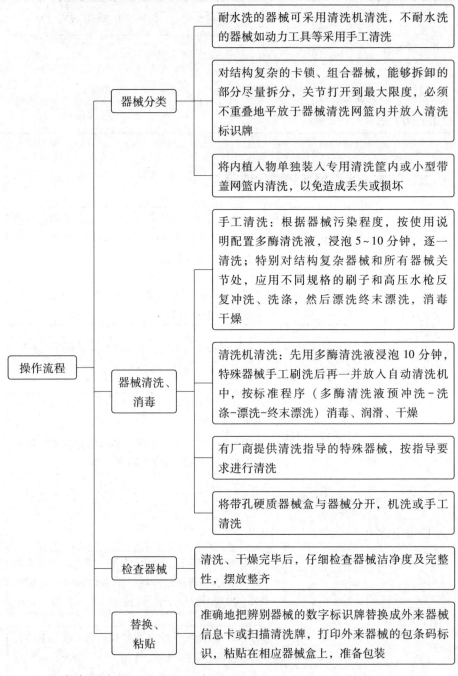

操作流程

器械分类
- 耐水洗的器械可采用清洗机清洗，不耐水洗的器械如动力工具等采用手工清洗
- 对结构复杂的卡锁、组合器械，能够拆卸的部分尽量拆分，关节打开到最大限度，必须不重叠地平放于器械清洗网篮内并放入清洗标识牌
- 将内植入物单独装入专用清洗筐内或小型带盖网篮内清洗，以免造成丢失或损坏

器械清洗、消毒
- 手工清洗：根据器械污染程度，按使用说明配置多酶清洗液，浸泡 5~10 分钟，逐一清洗；特别对结构复杂器械和所有器械关节处，应用不同规格的刷子和高压水枪反复冲洗、洗涤，然后漂洗终末漂洗，消毒干燥
- 清洗机清洗：先用多酶清洗液浸泡 10 分钟，特殊器械手工刷洗后再一并放入自动清洗机中，按标准程序（多酶清洗液预冲洗-洗涤-漂洗-终末漂洗）消毒、润滑、干燥
- 有厂商提供清洗指导的特殊器械，按指导要求进行清洗
- 将带孔硬质器械盒与器械分开，机洗或手工清洗

检查器械
- 清洗、干燥完毕后，仔细检查器械洁净度及完整性，摆放整齐

替换、粘贴
- 准确地把辨别器械的数字标识牌替换成外来器械信息卡或扫描清洗牌，打印外来器械的包条码标识，粘贴在相应器械盒上，准备包装

2. 注意事项

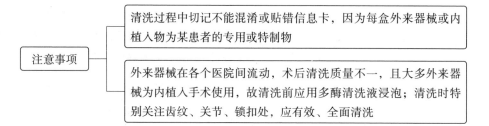

四、外来手术器械包装操作流程

1. 操作流程

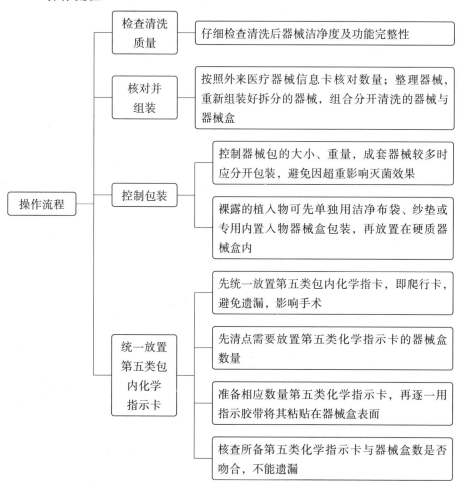

操作流程 ─┬─ 再次调整
         │   或增加 ─┬─ 包装时，把器械盒表面粘贴的第五类化学指示卡移到器械盒内，必要时增加第五类化学指示卡的放置数量
         │   │
         │   ├─ 对散装或小盒外来器械进行包装时，把指示卡放置在包的中央
         │   │
         │   └─ 对中、大号硬质容器盒装器械进行包装时，应放置在盒内的角落，呈对角放置 2 片；盒内多层器械，每层都放且放在对角处
         │
         ├─ 根据材质
         │   选择材料
         │   和方法 ─┬─ 采用压力蒸汽灭菌的耐湿热的金属器械，使用双层织物且分两次包装
         │   │
         │   ├─ 用胶带严密封包，闭合完好；粘贴包外化学指示胶带，将外来器械信息卡一并粘贴在器械包正上方，或粘贴上外来器械包条码标识，可保证及时、正确发放至手术间
         │   │
         │   ├─ 不耐湿热的物品选用与灭菌方法匹配的包装材料包装
         │   │
         │   ├─ 如采用过氧化氢（H_2O_2）等离子体低温灭菌的电动系统用相应的塑封袋或无纺布包装；采用环氧乙烷（EO）、低温甲醛蒸汽灭菌的物品通常用相匹配的纸塑袋包装
         │   │
         │   └─ 将包装后器械分类放置，再采用相应的灭菌方法对其灭菌
         │
         ├─ 填写包装
         │   相关信息 ─── 注明包装者、灭菌器编号、灭菌批次、灭菌日期及失效日期，待灭菌包品名或扫描包条码录入，使标识具有可追溯性
         │
         └─ 集中灭菌 ─── 外来器械包装后，集中专架放置后待灭菌

2. 注意事项

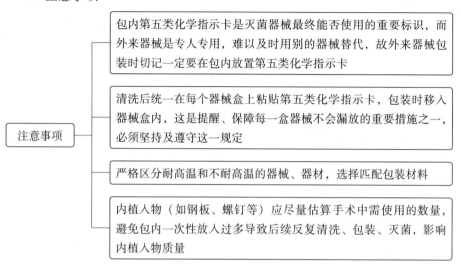

注意事项

- 包内第五类化学指示卡是灭菌器械最终能否使用的重要标识，而外来器械是专人专用，难以及时用别的器械替代，故外来器械包装时切记一定要在包内放置第五类化学指示卡
- 清洗后统一在每个器械盒上粘贴第五类化学指示卡，包装时移入器械盒内，这是提醒、保障每一盒器械不会漏放的重要措施之一，必须坚持及遵守这一规定
- 严格区分耐高温和不耐高温的器械、器材，选择匹配包装材料
- 内植入物（如钢板、螺钉等）应尽量估算手术中需使用的数量，避免包内一次性放入过多导致后续反复清洗、包装、灭菌，影响内植入物质量

五、外来手术器械灭菌操作流程

1. 选择灭菌方法

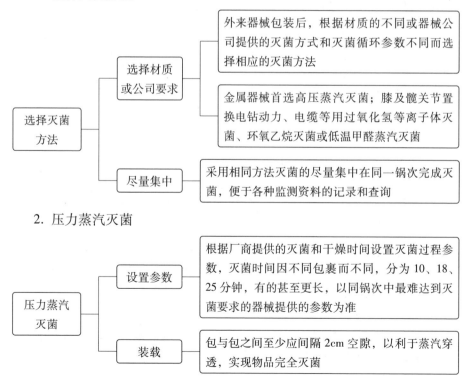

选择灭菌方法

- 选择材质或公司要求
  - 外来器械包装后，根据材质的不同或器械公司提供的灭菌方式和灭菌循环参数不同而选择相应的灭菌方法
  - 金属器械首选高压蒸汽灭菌；膝及髋关节置换电钻动力、电缆等用过氧化氢等离子体灭菌、环氧乙烷灭菌或低温甲醛蒸汽灭菌
- 尽量集中
  - 采用相同方法灭菌的尽量集中在同一锅次完成灭菌，便于各种监测资料的记录和查询

2. 压力蒸汽灭菌

压力蒸汽灭菌

- 设置参数
  - 根据厂商提供的灭菌和干燥时间设置灭菌过程参数，灭菌时间因不同包裹而不同，分为10、18、25分钟，有的甚至更长，以同锅次中最难达到灭菌要求的器械提供的参数为准
- 装载
  - 包与包之间至少应间隔2cm空隙，以利于蒸汽穿透，实现物品完全灭菌

续流程

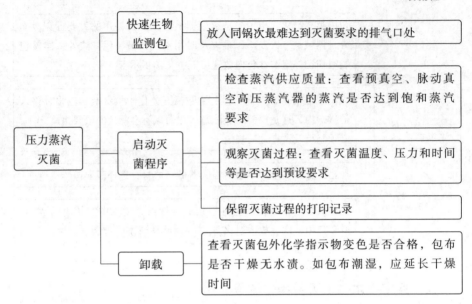

3. 过氧化氢等离子体灭菌

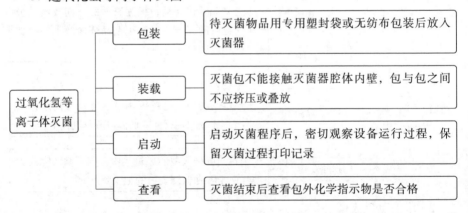

4. EO、低温甲醛蒸汽灭菌

与过氧化氢等离子体灭菌要求基本相同，但灭菌和通风时整个循环时间较长，故应尽量提前灭菌。

5. 压力蒸汽灭菌效果检测

对外来手术器械进行灭菌时，除做好日常灭菌监测外，还应做好生物监测，结果阴性后才能发放使用。

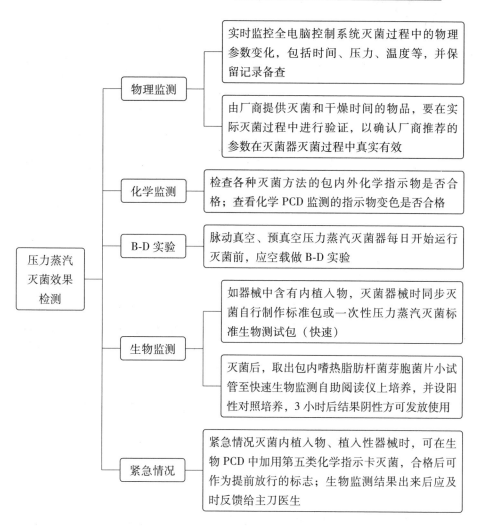

六、外来手术器械发放操作流程

1. 操作流程

（1）由 CSSD 灭菌后直接发放的流程

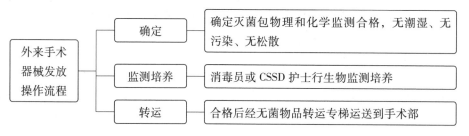

（2）由 CSSD 灭菌后，由手术部进行生物监测培养，合格后发放流程。

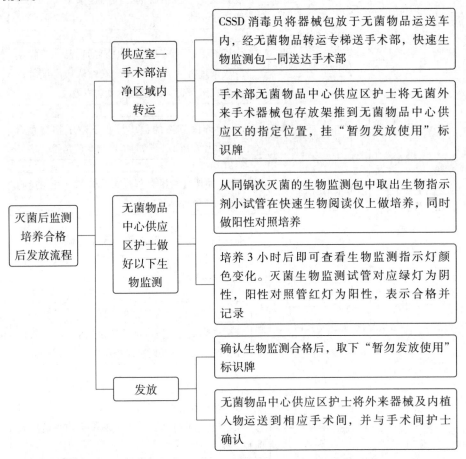

（3）紧急情况：外来器械和植入物可在生物 PCD 中加用第五类化学指示卡灭菌，第五类化学指示卡合格后可提前发放，并在外来器械急诊领取单上做记录。

2. 注意事项

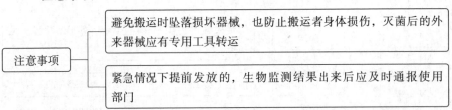

第五节　手术供应区常用设备操作流程

一、清洗工作站操作流程

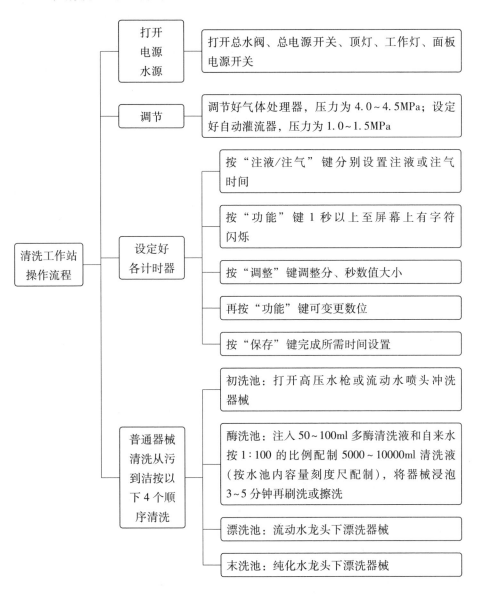

续流程

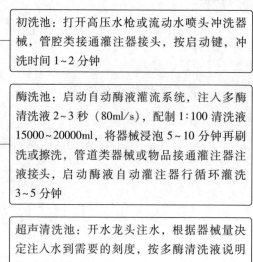

内镜器械清洗池从污到洁按如下5个顺序清洗

初洗池：打开高压水枪或流动水喷头冲洗器械，管腔类接通灌注器接头，按启动键，冲洗时间1~2分钟

酶洗池：启动自动酶液灌流系统，注入多酶清洗液2~3秒（80ml/s），配制1:100清洗液15000~20000ml，将器械浸泡5~10分钟再刷洗或擦洗，管道类器械或物品接通灌注器注液接头，启动酶液自动灌注器行循环灌洗3~5分钟

超声清洗池：开水龙头注水，根据器械量决定注入水到需要的刻度，按多酶清洗液说明指引配制相应浓度的清洗液，把器械放入后在水面下盖上盖子，按超声波清洗启动键，时间为5~10分钟

漂洗池：流动水龙头下漂洗器械，管腔类器械或物品接通自来水灌注器接头，按启动键注液冲洗1~2分钟

末洗池：纯化水龙头下漂洗器械，管腔类接通纯化水灌注器接头，按启动键冲洗1~2分钟。注气吹干20秒

清洗工作站操作流程

干燥台：台面铺上吸水性好的低纤维絮巾单，启动自动热烘机，气枪吹干器械表面和腔内水分

关闭：操作结束，关闭电源、水源

二、全自动封口机操作流程

1. 操作流程

（1）前期调试和准备

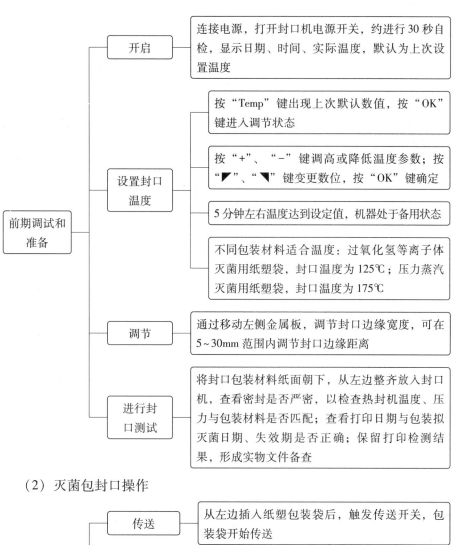

（2）灭菌包封口操作

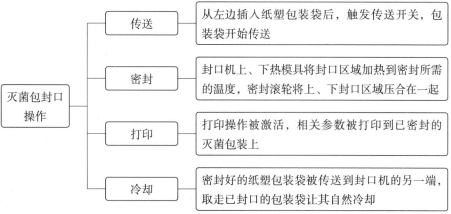

（3）关闭：工作结束或长时间不用时，关闭主电源。

2. 注意事项

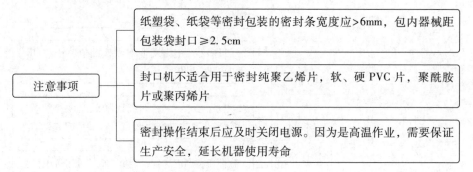

注意事项 ┬ 纸塑袋、纸袋等密封包装的密封条宽度应>6mm，包内器械距包装袋封口≥2.5cm

├ 封口机不适合用于密封纯聚乙烯片，软、硬 PVC 片，聚酰胺片或聚丙烯片

└ 密封操作结束后应及时关闭电源。因为是高温作业，需要保证生产安全，延长机器使用寿命

三、自动清洗消毒机操作流程

1. 操作流程

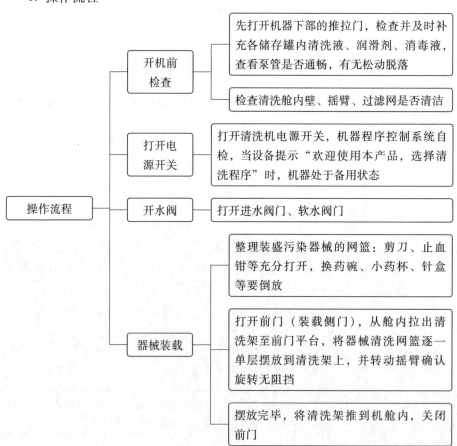

操作流程 ┬ 开机前检查 ┬ 先打开机器下部的推拉门，检查并及时补充各储存罐内清洗液、润滑剂、消毒液，查看泵管是否通畅，有无松动脱落

│　　　　　 └ 检查清洗舱内壁、摇臂、过滤网是否清洁

├ 打开电源开关 ── 打开清洗机电源开关，机器程序控制系统自检，当设备提示"欢迎使用本产品，选择清洗程序"时，机器处于备用状态

├ 开水阀 ── 打开进水阀门、软水阀门

└ 器械装载 ┬ 整理装盛污染器械的网篮：剪刀、止血钳等充分打开，换药碗、小药杯、针盒等要倒放

　　　　　　├ 打开前门（装载侧门），从舱内拉出清洗架至前门平台，将器械清洗网篮逐一单层摆放到清洗架上，并转动摇臂确认旋转无阻挡

　　　　　　└ 摆放完毕，将清洗架推到机舱内，关闭前门

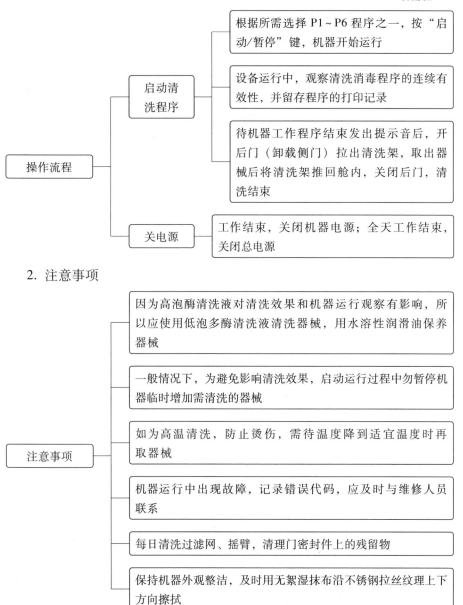

续流程

操作流程
— 启动清洗程序
　— 根据所需选择 P1 ~ P6 程序之一，按"启动/暂停"键，机器开始运行
　— 设备运行中，观察清洗消毒程序的连续有效性，并留存程序的打印记录
　— 待机器工作程序结束发出提示音后，开后门（卸载侧门）拉出清洗架，取出器械后将清洗架推回舱内，关闭后门，清洗结束
— 关电源
　— 工作结束，关闭机器电源；全天工作结束，关闭总电源

2. 注意事项

注意事项
— 因为高泡酶清洗液对清洗效果和机器运行观察有影响，所以应使用低泡多酶清洗液清洗器械，用水溶性润滑油保养器械
— 一般情况下，为避免影响清洗效果，启动运行过程中勿暂停机器临时增加需清洗的器械
— 如为高温清洗，防止烫伤，需待温度降到适宜温度时再取器械
— 机器运行中出现故障，记录错误代码，应及时与维修人员联系
— 每日清洗过滤网、摇臂，清理门密封件上的残留物
— 保持机器外观整洁，及时用无絮湿抹布沿不锈钢拉丝纹理上下方向擦拭

四、低温甲醛蒸汽灭菌器操作流程

1. 操作流程

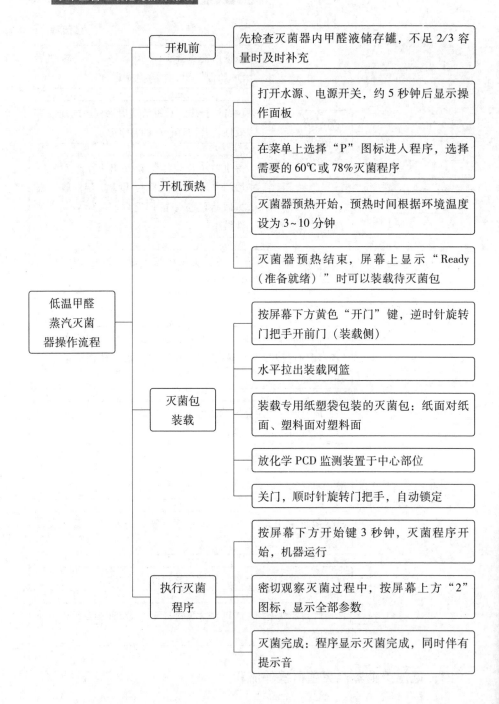

低温甲醛蒸汽灭菌器操作流程

开机前 → 先检查灭菌器内甲醛液储存罐，不足 2/3 容量时及时补充

开机预热
- 打开水源、电源开关，约 5 秒钟后显示操作面板
- 在菜单上选择"P"图标进入程序，选择需要的 60℃或 78%灭菌程序
- 灭菌器预热开始，预热时间根据环境温度设为 3~10 分钟
- 灭菌器预热结束，屏幕上显示"Ready（准备就绪）"时可以装载待灭菌包

灭菌包装载
- 按屏幕下方黄色"开门"键，逆时针旋转门把手开前门（装载侧）
- 水平拉出装载网篮
- 装载专用纸塑袋包装的灭菌包：纸面对纸面、塑料面对塑料面
- 放化学 PCD 监测装置于中心部位
- 关门，顺时针旋转门把手，自动锁定

执行灭菌程序
- 按屏幕下方开始键 3 秒钟，灭菌程序开始，机器运行
- 密切观察灭菌过程中，按屏幕上方"2"图标，显示全部参数
- 灭菌完成：程序显示灭菌完成，同时伴有提示音

续流程

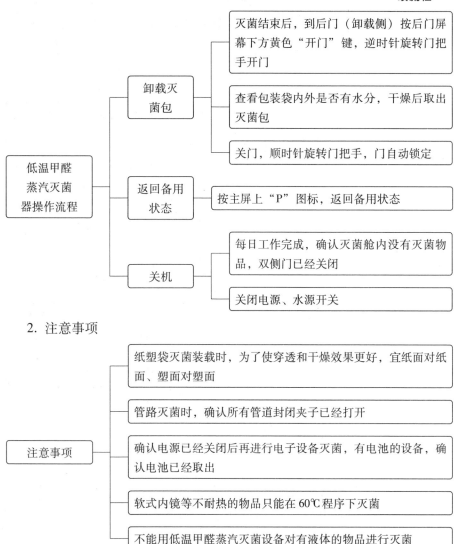

低温甲醛蒸汽灭菌器操作流程

卸载灭菌包
- 灭菌结束后，到后门（卸载侧）按后门屏幕下方黄色"开门"键，逆时针旋转门把手开门
- 查看包装袋内外是否有水分，干燥后取出灭菌包
- 关门，顺时针旋转门把手，门自动锁定

返回备用状态
- 按主屏上"P"图标，返回备用状态

关机
- 每日工作完成，确认灭菌舱内没有灭菌物品，双侧门已经关闭
- 关闭电源、水源开关

2. 注意事项

注意事项
- 纸塑袋灭菌装载时，为了使穿透和干燥效果更好，宜纸面对纸面、塑面对塑面
- 管路灭菌时，确认所有管道封闭夹子已经打开
- 确认电源已经关闭后再进行电子设备灭菌，有电池的设备，确认电池已经取出
- 软式内镜等不耐热的物品只能在60℃程序下灭菌
- 不能用低温甲醛蒸汽灭菌设备对有液体的物品进行灭菌

五、过氧化氢等离子体低温灭菌器操作流程

1. 操作流程

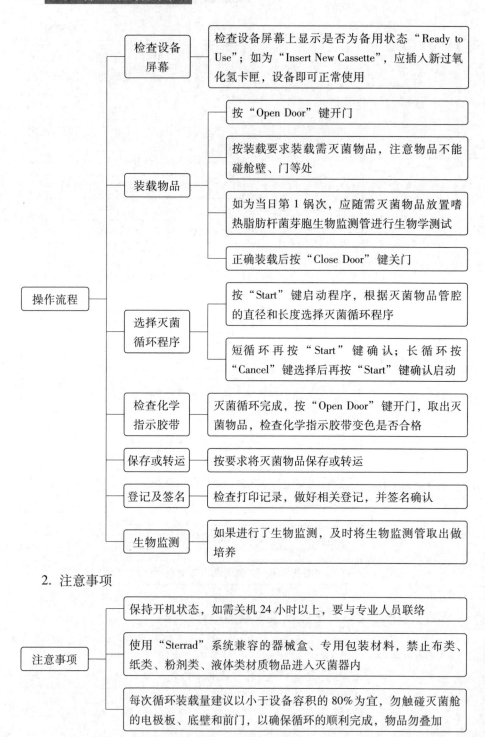

操作流程

- 检查设备屏幕：检查设备屏幕上显示是否为备用状态"Ready to Use"；如为"Insert New Cassette"，应插入新过氧化氢卡匣，设备即可正常使用
- 装载物品：
  - 按"Open Door"键开门
  - 按装载要求装载需灭菌物品，注意物品不能碰舱壁、门等处
  - 如为当日第1锅次，应随需灭菌物品放置嗜热脂肪杆菌芽胞生物监测管进行生物学测试
  - 正确装载后按"Close Door"键关门
- 选择灭菌循环程序：
  - 按"Start"键启动程序，根据灭菌物品管腔的直径和长度选择灭菌循环程序
  - 短循环再按"Start"键确认；长循环按"Cancel"键选择后再按"Start"键确认启动
- 检查化学指示胶带：灭菌循环完成，按"Open Door"键开门，取出灭菌物品，检查化学指示胶带变色是否合格
- 保存或转运：按要求将灭菌物品保存或转运
- 登记及签名：检查打印记录，做好相关登记，并签名确认
- 生物监测：如果进行了生物监测，及时将生物监测管取出做培养

2. 注意事项

注意事项

- 保持开机状态，如需关机24小时以上，要与专业人员联络
- 使用"Sterrad"系统兼容的器械盒、专用包装材料，禁止布类、纸类、粉剂类、液体类材质物品进入灭菌器内
- 每次循环装载量建议以小于设备容积的80%为宜，勿触碰灭菌舱的电极板、底壁和前门，以确保循环的顺利完成，物品勿叠加

续流程

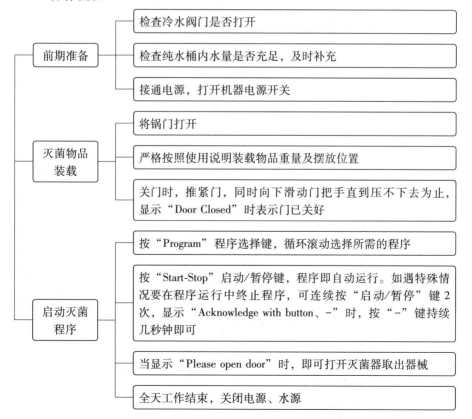

```
          ┌─ 每次灭菌循环结束后请检查打印信息、循环参数和化学指示变色
          │  情况，确认循环完成（Process Complete），如有因各种原因导致设
          │  备发生循环取消（Cycle Canceled），须重新进行灭菌处理，该循
          │  环的物品禁止使用
          │
          ├─ 每日第1锅次用专用生物监测BI试剂进行设备的生物检测，并记录
  注意事项 ─┤
          ├─ 使用过的卡匣请依照医院规定丢弃处理
          │
          ├─ 卡匣可能残留过氧化氢，如皮肤、黏膜不慎与过氧化氢接触，应
          │  即刻用大量清水冲洗，如症状未立即消失，请速就医治疗
          │
          └─ 每周1次定时做好过氧化氢注射孔和蒸发托盘的清洁
```

六、压力蒸汽灭菌器操作流程

1. 操作流程

```
          ┌─ 检查冷水阀门是否打开
          │
  前期准备 ─┼─ 检查纯水桶内水量是否充足，及时补充
          │
          └─ 接通电源，打开机器电源开关


          ┌─ 将锅门打开
  灭菌物品 │
    装载  ─┼─ 严格按照使用说明装载物品重量及摆放位置
          │
          └─ 关门时，推紧门，同时向下滑动门把手直到压不下去为止，
             显示"Door Closed"时表示门已关好


          ┌─ 按"Program"程序选择键，循环滚动选择所需的程序
          │
          │  按"Start-Stop"启动/暂停键，程序即自动运行。如遇特殊情
          │  况要在程序运行中终止程序，可连续按"启动/暂停"键2
  启动灭菌 ─┼  次，显示"Acknowledge with button、-"时，按"-"键持续
    程序  │  几秒钟即可
          │
          ├─ 当显示"Please open door"时，即可打开灭菌器取出器械
          │
          └─ 全天工作结束，关闭电源、水源
```

2. 注意事项

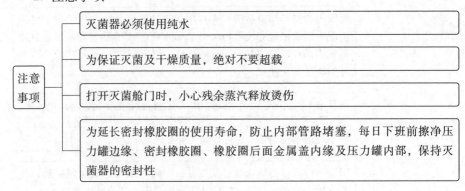

注意事项	灭菌器必须使用纯水
	为保证灭菌及干燥质量，绝对不要超载
	打开灭菌舱门时，小心残余蒸汽释放烫伤
	为延长密封橡胶圈的使用寿命，防止内部管路堵塞，每日下班前擦净压力罐边缘、密封橡胶圈、橡胶圈后面金属盖内缘及压力罐内部，保持灭菌器的密封性

七、卡式快速灭菌器操作流程

1. 操作流程

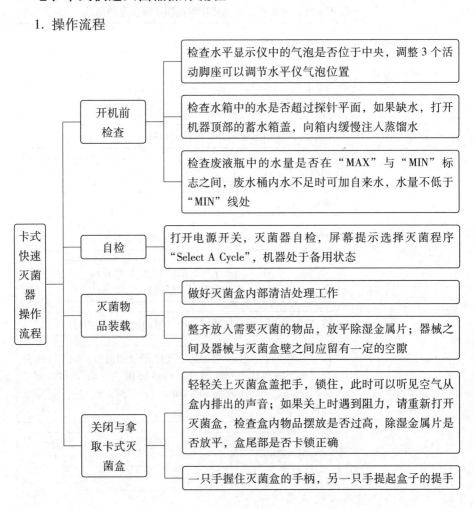

卡式快速灭菌器操作流程	开机前检查	检查水平显示仪中的气泡是否位于中央，调整 3 个活动脚座可以调节水平仪气泡位置
		检查水箱中的水是否超过探针平面，如果缺水，打开机器顶部的蓄水箱盖，向箱内缓慢注入蒸馏水
		检查废液瓶中的水量是否在"MAX"与"MIN"标志之间，废水桶内水不足时可加自来水，水量不低于"MIN"线处
	自检	打开电源开关，灭菌器自检，屏幕提示选择灭菌程序"Select A Cycle"，机器处于备用状态
	灭菌物品装载	做好灭菌盒内部清洁处理工作
		整齐放入需要灭菌的物品，放平除湿金属片；器械之间及器械与灭菌盒壁之间应留有一定的空隙
	关闭与拿取卡式灭菌盒	轻轻关上灭菌盒盖把手，锁住，此时可以听见空气从盒内排出的声音；如果关上时遇到阻力，请重新打开灭菌盒，检查盒内物品摆放是否过高，除湿金属片是否放平，盒尾部是否卡锁正确
		一只手握住灭菌盒的手柄，另一只手提起盒子的提手

续流程

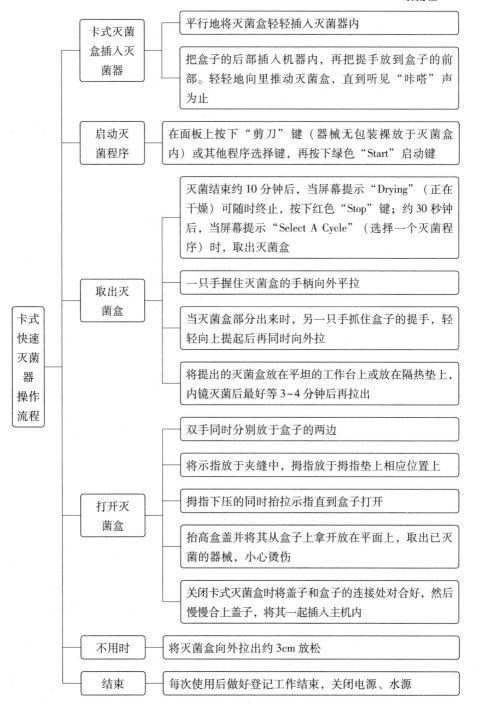

2. 注意事项

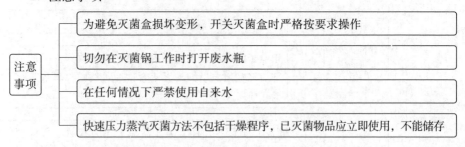

注意事项
- 为避免灭菌盒损坏变形，开关灭菌盒时严格按要求操作
- 切勿在灭菌锅工作时打开废水瓶
- 在任何情况下严禁使用自来水
- 快速压力蒸汽灭菌方法不包括干燥程序，已灭菌物品应立即使用，不能储存

八、干燥柜操作流程

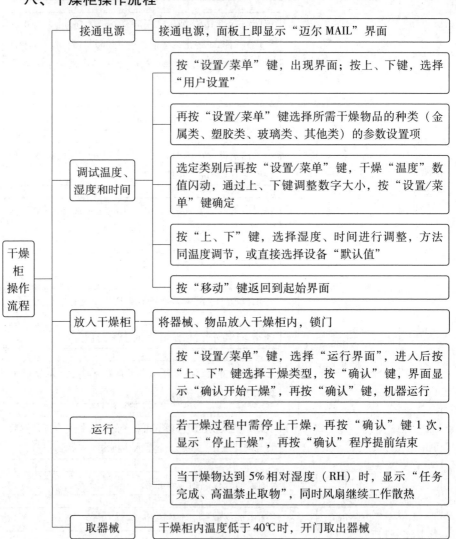

干燥柜操作流程
- 接通电源 —— 接通电源，面板上即显示"迈尔 MAIL"界面
- 调试温度、湿度和时间
  - 按"设置/菜单"键，出现界面；按上、下键，选择"用户设置"
  - 再按"设置/菜单"键选择所需干燥物品的种类（金属类、塑胶类、玻璃类、其他类）的参数设置项
  - 选定类别后再按"设置/菜单"键，干燥"温度"数值闪动，通过上、下键调整数字大小，按"设置/菜单"键确定
  - 按"上、下"键，选择湿度、时间进行调整，方法同温度调节，或直接选择设备"默认值"
  - 按"移动"键返回到起始界面
- 放入干燥柜 —— 将器械、物品放入干燥柜内，锁门
- 运行
  - 按"设置/菜单"键，选择"运行界面"，进入后按"上、下"键选择干燥类型，按"确认"键，界面显示"确认开始干燥"，再按"确认"键，机器运行
  - 若干燥过程中需停止干燥，再按"确认"键 1 次，显示"停止干燥"，再按"确认"程序提前结束
  - 当干燥物达到 5% 相对湿度（RH）时，显示"任务完成、高温禁止取物"，同时风扇继续工作散热
- 取器械 —— 干燥柜内温度低于 40℃时，开门取出器械

参 考 文 献

［1］中华人民共和国建设部，中华人民共和国国家质量监督检验检疫总局联合. 医院洁净
手术部建筑技术规范 GB50333-2013. 北京：中国计划出版社，2013.

［2］何丽，李丽霞. 手术室护理规范化管理与教学. 北京：人民军医出版社，2014.

［3］马育璇. 实用手术室管理手册. 北京：人民军医出版社，2014.

［4］张宝丽. 洁净手术部护理工作指南. 陕西：西安交通大学出版社，2013.

［5］赵体玉. 洁净手术室护理管理与实践. 武汉：华中科技大学出版社，2010.

［6］王宇，手术室护理技术手册. 北京：人民军医出版社，2011.

［7］高兴莲，田莳. 最新手术室专科护士培训与考核. 北京：人民军医出版社，2012.

［8］刘芳. 手术室护理技术规范与手术配合. 北京：科学技术文献出版社，2011.

［9］马建中，荣秋华，刘东华. 洁净手术部护理工作手册. 北京：军事医学科学出版
社，2010.

［10］李涛，陈登国，孙刚. 突发事件应急救援手册. 北京：军事医学科学出版社，2010.

［11］李思. 手术室专科护理. 长沙：湖南科学技术出版社，2010.

［12］中华护理学会手术室专业委员会. 2016 年版手术室护理实践指南. 北京：人民卫生
出版社，2016.

［13］中华人民共和国卫生部.《医院消毒供应中心第 1 部分-管理规范》等 3 项强制性卫
生行业标准. 北京医帆前程文化中心，卫通〔2009〕10 号，2009.

［14］刘玉树，梁铭会. 医院消毒供应中心岗位培训教程. 北京：人民军医出版社，2013.